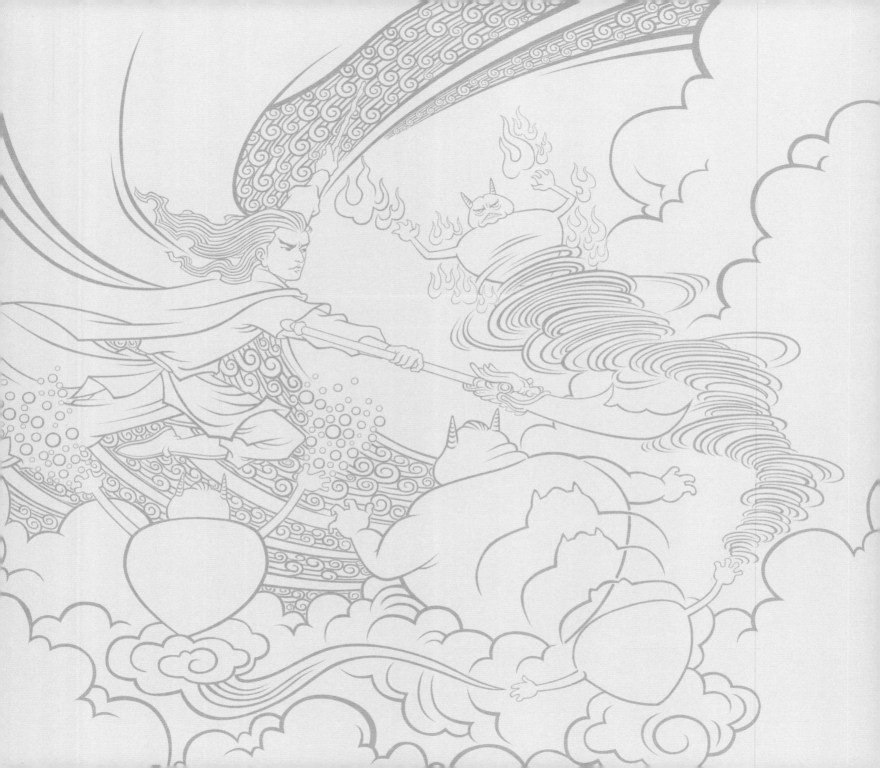

《北大专家画说泌尿疾病》医学科普丛书

前列腺七十二变

郭应禄　审

宋　刚　著

北京大学医学出版社

QIANLIEXIAN QISHIER BIAN

书名题词©郭应禄

图书在版编目 （CIP） 数据

前列腺七十二变 / 宋刚著. — 北京：北京大学医学出版社,2017.12

（"北大专家画说泌尿疾病"医学科普丛书）

ISBN 978-7-5659-1743-1

Ⅰ. ①前… Ⅱ. ①宋… Ⅲ. ①前列腺疾病－诊疗

Ⅳ. ①R697

中国版本图书馆CIP数据核字(2017)第322878号

前列腺七十二变

　　　　著：宋　刚
出版发行：北京大学医学出版社
地　　址：（100191）北京市海淀区学院路 38 号北京大学医学部院内
电　　话：发行部 010-82802230；图书邮购 010-82802495
网　　址：http：//www.pumpress.com.cn
E - mail：booksale@bjmu.edu.cn
印　　刷：北京圣彩虹制版印刷技术有限公司
经　　销：新华书店
责任编辑：陈　然　　**责任校对**：金彤文　　**责任印制**：李　啸
开　　本：889mm × 1194mm　　1/16　　**印张**：8.5　　**字数**：115 千字
版　　次：2017 年 12 月第 1 版　　2017 年 12 月第 1 次印刷
书　　号：ISBN 978-7-5659-1743-1
定　　价：39.00 元

序

医学科普可以很美很文艺

人类的发展与完善离不开健康这个基石。人类对自身大大小小各种各样疾病原因和疗法的探求也从未停止。从传统的中国医学，到现代的西方医学，从希波克拉底的四种体液学说，到现代基于基因诊断和治疗的精准医学，医学日新月异的进步令人叹为观止。今天，人类甚至开发出了超越自身智能的人工智能，其在医学上的应用也指日可待。但是让人感叹的是，一边是医学科学的迅猛发展，另一边却是普通百姓对自身身体的一知半解。如何改变这样的不平衡状态？医学科普，正是我们医学工作者面临的一项艰巨任务。

何以艰巨？

首先，医学科普不仅仅是医学术语通俗化。现在的语音、文字翻译软件非常发达，小小的手机软件可以帮助不同语言的人们实现实时翻译，连方言也识别得非常准确。可是，如果医学科普像翻译软件那样，仅仅将医学术语翻译成通俗语言，例如将"肾"称为"腰子"，将"结石"称为"石头"，此种工作容易事倍功半，甚至闹出不少笑话，因为这样的"翻译"完全忽略了医学的内在逻辑。医学的逻辑异常复杂，纵使医学生经过至少五年的专业课学习也才算刚刚入门。因此，必须借助必要的手段将医学逻辑与大众日常生活联系起来，才能真正地"接地气"。生硬的比喻使人不知所云，口语化的描述让人味同嚼蜡，所以个别词句的"改头换面"是远远不够的。好的科普文章，必须架起医学与通俗的桥梁。本套丛书的作者运用文学这座桥梁，从整体上将医学知识"文学化"，让文学的思想浸润了医学科普的每一个环节。

其次，医学科普更是医学内容形象化。要形象化，就要和画面结合。人体解剖图是形象化的一种手段，但又过于专业和直白，不适合进行科普宣传。科普形象化的具体实现途径就是科普图画的艺术化。艺术化的科普图画是医学知识的良好载体，不光可以展现器官、系统的结构和功能，更重要的是借助画面来清清楚楚、从从容容地阐释医学的逻辑，这是更高层次的要求。所以，要准确无误地阐释医学逻辑，这些艺术化的图画创意必须源于医者。更重要的是，必须将本专业相关创新内容及时告诉读者，这样才叫全面，才能通过科普读物提高全民族的科技认知。

以上是对医学科普工作的高要求，不必人人达到，但必须有这样的科普示范作品。宋刚医师在此方面做出了尝试。他从文字上将科普文学化，从图画上将科普艺术化，文中有图，用图释文，依靠医学的逻辑将文和图紧密结合在一起。丛书以泌尿系统疾病为主线，运用轻松活泼的语言让各种器官、疾病和诊疗方法跃然纸上。例如，讲到前列腺的功能和疾病，作者在开篇就用拟人的自传体形式，用"七十二变"做比喻，不仅强调了前列腺掌管泌尿、生殖的功能——"能开能合"，还将前列腺炎、前列腺增生、前列腺癌这些主要的前列腺疾病说得生动形象——"藏菌藏石""能大能小""成妖成魔"。这就是整体上将医学知识"文学化"。再如，讲到男女尿道之区别，运用通往湖心岛的桥来表现，男性之桥细而长，女性之桥宽且短，配以文字说明，将男女尿道特征表现得准确无误又生动活泼。这就是艺术化的科普图画，而不是简单地使用解剖图片。

文学化的文字和艺术化的图画相结合，反映了本书作者敏锐的思考能力和驾驭文字的能力。这套丛书呈现给读者的，是有趣又有料的医学科普大餐，不仅给人以科学的营养，更有美学的享受，让人不禁感叹：原来，医学科普可以很美很文艺！

非常赞赏这位青年医生在这样具有社会意义的科普工作上所做出的尝试和努力！宋刚医师从事泌尿外科临床多年，不仅业务过硬，而且长期在繁忙的专业工作之余，经常参加各种医学科普和患者教育工作。正是这样扎实的专业功底，这样长期在第一线的实践经历，才厚积薄发，有了这样一套丛书的产生。希望这像一股清风，吹入医学科普的园地；希望这是一个起点，能有更多这样的文章有益于人民群众！这实在是令人期待的事情。

中国工程院院士 郭应禄

丁酉年冬日

自　　序

　　余学医二十余年，通读相关医书，中文、英文均有涉猎。叹医书之八股，囿于病因、症状、体征、检查、诊断、鉴别诊断、治疗及预后，虽对医者有益，凡人不能读也。今执业外科，主攻泌尿，知识、技能尚得心应手，欲著一医学普及读本，著于医者，用于百姓。想法不难，行动方知不易。

　　其难一：开头难。虽知不能因循医书之八股，甫一落笔，则知还是跳不出八股之圈，竟不知如何引入话题。真比书写英文论文还难！

　　其难二：通俗难。好不容易洋洋洒洒，书写数千字，拿给前辈一阅，婉转回之：还要简单点好！"简单"二字，谈何简单！

　　审视自身，一曰医学高度不够，二曰文学素养尚缺，三曰人生阅历不丰，遂作罢。

　　此事一放几年。直到去年冬月，院科研处于荣辉老师遍发北京市科学技术委员会征集科普项目通知，遂重燃心中创作之火。回顾自身，求学、就职于中国第一家国立医院——北京大学第一医院，老院已逾百岁之龄，我亦伴随其近二十年，深受"厚德尚道"文化传统之熏陶，医术上得到真传、教育上收有二徒、科研上有所创新。数年前在北京大学讲课比赛中位居榜眼，近年屡登央视《健康之路》普及医学知识。心中有"货"，欲吐之而后快。参阅众多医学科普书刊，汲取其中菁华，决定从形式和内容上予以创新：

创新一：借图表意。医学艰深，通俗化后仍与大众有一定距离，故需借图表意。图是形式，图是载体，图是衣服，关键还是其中蕴涵的医学科学道理。为实现此一目标，我请画家不是做简单的"插"图工作，而是借画家之手，描绘我心中之图、表我心中之意，即为"作者主导的图画创作模式"。幻灯片是完成此种模式的媒介。我在幻灯片上绘制草图，下方备注每幅图画的科学含义，发予画家。画家照此画图，作者、画家再当面沟通，反复修改成图。因此，书中每幅图均蕴含一个医学科学道理，图旁有注释，看图识字，即可获取有益信息。

创新二：字由心生。科学普及，不是简单地将医学术语翻译成大众语言，而是从整个思维模式以百姓的视角出发进行创作。所以每字每句每段，均由作者心中生发。为达到传播之效果，文学技巧必不可少，或幽默，或拟人，或比喻，或讲故事，或旁征博引。从题目到文章，从开头到结尾，均是作者思维、语言、学术、美学的结晶。

藉由以上特点，我提交了申报书。经过数月的评审、答辩，过五关斩六将，最后竟位居立项榜首，获得全额出版资助。在评审过程中，评委高度评价"作者主导的图画创作模式"，给予了我莫大的鼓励和信心。

在文字创作过程中，我首先做到"静心"。每一段文字的表述，每一幅画的创意都是作者静心凝结而成。正如中世纪的《圣像画师守则》中所描述的创作流程那样：①开始工作前，静默祈祷；②精心绘制每一个细节；③在工作中，依续祈祷。必须怀着一颗虔诚的心来进行创作。这颗虔诚的心是对科学的虔诚，是对大众的虔诚，是对文学和艺术的虔诚。

本套丛书前三册——《前列腺七十二变》《"尿圈"细菌通缉令》《尿路结石是怎样炼成的》，分别讲述前列腺、泌尿系统感染、泌尿系统结石的知识，每幅图画兼具科学性和艺术性，读者单看图就可以掌握一个医学道理。每册书开篇文章的题目同书名，以自传体的形式叙述，统领全书内容。书的内容按照大众认识逻辑顺序编排，既独立成篇又相互关联。从青少年到中老年人，均是本套丛书的阅读对象。希望大家从阅读中获取知识，从阅读中得到健康，从阅读中欣赏到文字和图画结合的艺术之美！希望此种尝试能开启科普之新风！

宋　刚

丁酉年桂月

前　　言

　　前列腺是男性的重要器官，扼守泌尿、生殖系统咽喉要道，兼具泌尿、生殖作用。本书以前列腺自传开篇，讲述前列腺的位置和结构，随后话锋一转谈到前列腺的变化，这些变化即是前列腺三大疾病——前列腺炎、前列腺增生、前列腺癌的基础。随后的所有章节都按照开篇文章建立的构架展开。从前列腺的功能到前列腺的检查，从前列腺增生的评分到前列腺增生的治疗，从前列腺癌的危险因素到前列腺穿刺，从前列腺癌的病理到前列腺癌的三大治疗手段——手术、放疗、内分泌治疗，最后以最新医学进展为基础，发挥想象力，以科幻小品文的形式展望未来前列腺癌的人工智能自动诊断和治疗。

　　科普作品要以通俗的语言传递科学的信息，如果能加入文学的因素即是锦上添花。本书在此方面做出了努力。在开篇《前列腺七十二变——前列腺自传》中，以拟人的自传体形式，讲述前列腺的诸多变化，或叙述——"我体重 20 克，合半两，只占到 60 千克男性体重的 0.03%"，或调侃——"论我重要，我确实举足轻重，要是撒起疯来，老少爷们儿都得去医院，有的还免不了挨上一刀"，以一种轻松活泼的笔调将读者引入整本书的氛围，在嘻嘻哈哈中让读者和科学握手。本书的目的就是要体现科普的科学之美、通俗之美、文学之美和思想之美。

　　本书的重要特点是文图结合，并且图画所占比重较大，每一幅图画都有其科学道理。比如《前列腺七十二变——前列腺自传》中，有三幅图分别表现了前列腺炎、前列腺增生和前列腺癌。前列腺炎这幅图中的前列腺卡通小人双臂紧抱，瑟瑟发抖，周围冰雪满天飞舞，表现的就是前列腺炎患者体虚怕冷、疼痛难受的样子；为表现增生前列腺的肥硕，把卡通人物画成胖墩墩的样子，周围缀满供给前列腺的"面包"，体现增生是一种良性疾病；前列腺癌则是会喷火的恶魔，形象非常凶恶。读者结合文字看过这三幅图后就能对前列腺疾病有基本了解。

前列腺与雄激素（主要成分是睾酮）的关系比较复杂，涉及很多代谢环节，不易讲清楚。《前列腺的"液体面包"——双氢睾酮》一文就从清朝太监的故事引入，从分泌途径、转化过程到作用机制，将前列腺与雄激素的关系娓娓道来。尤其是表现雄激素从产生到作用的图画，将睾丸生成途径和肾上腺生成途径分别用大小不同的传送带表示，将睾酮画成面包坯子，将活性成分双氢睾酮画成可以直接食用的面包，整幅图形象地说明了雄激素对前列腺的作用。读者在后面的章节中，还会发现似曾相识的场景。读者通过前后对照，可以加深理解。

本书封面是"侠客大战七十二变之前列腺"，创意灵感来源于《美猴王》连环画：一只栗子样子的前列腺，幻化成肥硕的大胖子、会喷火的恶魔、喷洒漫天冰雪的小丑，分别代表前列腺增生、前列腺癌、前列腺炎三种疾病。左手持魔杖、右手持长刀的侠客从上往下给它们以痛击，寓意医生有治疗疾病的诸多方法。

文中有图，图中有文，文和图紧密相连、不可分割，这是本书的特点。不过，文字永远是信息最有效的载体，必须占主导地位，只有通过跃动的文字才能赋予一幅幅图画以生命。希望通过此种形式的创新，达到传播科学、传播美学的目的！

目　　录

前列腺癌篇

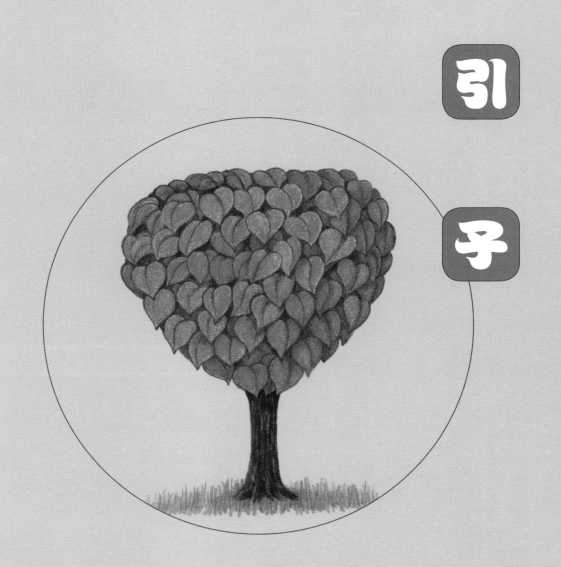

킹

구

1

前列腺七十二变——前列腺自传

我是前列腺，是男性身体中一个小小的器官。

我体重 20 克，合半两，只占到 60 千克男性体重的 0.03%。

说我渺小，我的确默默无闻，老老实实地待在男性盆腔中，从不抛头露面。

论我重要，我确实举足轻重，要是撒起疯来，老少爷们儿都得去医院，有的还免不了挨上一刀。

我的中文名字来源于两个世纪前的日本，叫做"摄护腺"，摄护、保护膀胱之意，可见我的重要性；一百年前，中国的医学名词审查会将我改叫"前列腺"，为的是保持与最初的拉丁文、英文、德文意义相符。现今的日本也将我的名称从"摄护腺"改为"前立腺"。

我五短身材、其貌不扬，像一个"栗子"模样。没人看得见我，因为我不是外部器官，只有现代的超声检查或磁共振成像才能将我从头到脚透视清楚。没人能触碰到我，因为我深藏在男性盆腔之中，只有泌尿外科医生带着手套的手指才能隔着直肠将我摸个大概。

我是男性特有的器官，对于男性相当重要。我的位置在膀胱下方，管理着膀胱的出口，一夫当关，万夫莫开。哈哈，排尿的事听我的！我能分泌前列腺液，参与构成精液，并对精液在射出人体之前补上"临门一脚"，起到重要的加速作用。我还能对雄激素进行深加工，使它作用更强大。所以，男性排尿、生殖的"大总管"就是我！

《西游记》中孙悟空神通广大，能上天入海、大闹天宫，靠的就是七十二般变化。唯物主义也说，世间万物都是在永恒运动和变化发展之中。我也是万物的一员，也在变化发展之中。论我的武功变化，绝不逊于孙悟空的"七十二变"。有哪些变化？且听我一一道来。

第一般变化：能开能合。

我虽然身材矮小，但肌肉发达。我结实的肌肉控制着膀胱的出口。平时，我的肌肉处于收缩状态，功用是"膀胱小便多则膨胀以摄护腺摄护之"，故叫我"摄护腺"。需要排尿时，当膀胱肌肉开始收缩，我则放松肌肉，打开排尿通路，顿时尿液喷涌而出、飞流直下。所以说，只有我开合自如，人体才能很好地排尿和控尿。

第二般变化：藏菌藏石。

别看我小，上皮、腺管、基质这些"零部件"样样俱全，结构精密。

首先，由于掌管控尿和排尿，我常常是尿液中细菌等微生物的落脚地，这些微生物容易引发前列腺炎（图1）。其次，排出不畅的前列腺液存留下来，久而久之形成结石。我就成了"前列腺结石"

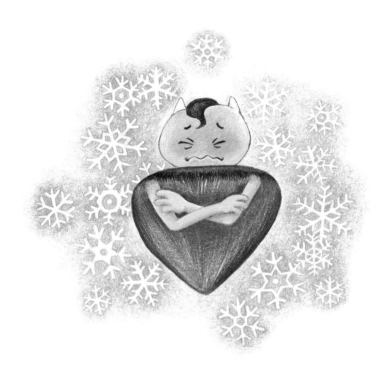

图 1. 前列腺炎是前列腺的"炎性"变。

的收容所。最后，前列腺小囊也是我的标志性"景点"，这是胚胎发育过程中的遗迹，在医学影像图像上常常显现出来。

第三般变化：能大能小。

孙悟空有一件称心的兵器叫做"如意金箍棒"，最小时就是一根绣花针，被大圣藏在耳朵中。关键时刻，能从耳内取出，马上变成一根碗口粗细的铁棒，重达一万三千五百斤，威力惊人。

我也是从小到大，一路成长：在母体妊娠的第3个月，我开始发育和分化。第4个月，我基本成形。15~30岁，是我快速增长的时期，达到20克左右。这时，我的腺体开始快速发育，开始大量自制一种叫做"前列腺液"的液体，与精囊液、附睾液等构成精浆。精浆与睾丸生成的、输精管运送的精子混合在一起，构成"精液"。精浆是精子的"泳池"。精液定期通过遗精或者射精排出体外。

30岁以后，我还在缓慢地增长，不过人与人之间差异很大。在有些人体内，我会长到20~50克；在另外一些人体内，我会重达200~300克。别小看这200~300克，虽然占人体体重的比例仍然不高，

5

但和我标准体重 20 克比起来，足足增长了 10~15 倍。人体的哪个器官能有这番茁壮生长的能耐？只有孙悟空的"如意金箍棒"可以相提并论。

再者，人体的器官到了老年期，纷纷萎缩、退化，只有我前列腺还能不停地生长（图 2）。为什么人到老了前列腺还能不断增大、永不停息？这也是医学上的一个未解之谜。

金箍棒能伸能缩，我也能大能小。我能长成"巨人"，靠的就是一种叫做"双氢睾酮"的养分。不过，我只会主动增大，从不会主动缩小。让我被动缩小的是一种药物，这种药物会切断我的营养——大部分双氢睾酮的来源，于是我饥肠辘辘，硬给饿成了瘦骨嶙峋，身材大幅缩水、威风不再。

第四般变化：成妖成魔。

在有些人体内，我会长到 200~300 克，在一般情况下，这样的我还是个可爱的胖子。有时候有些人会因为我这样肥硕的体形影响了排尿，就

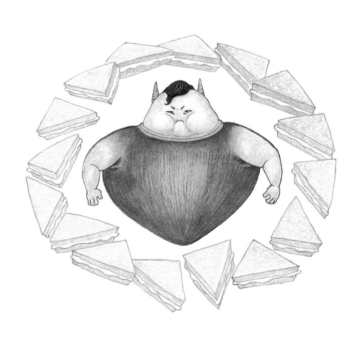

图 2. 前列腺增生是前列腺的"良性"变。

需要动手术。事实上，这样的疾病并不会害人性命。可是稍不留神，我也会被"恶魔"附身，甚至夺人性命，这个"恶魔"就是前列腺癌（图3）。

人之初，性本善。前列腺之初，更是性本善。年幼时的我，全身上下充满青春的正能量，没有丝毫的癌细胞。前列腺癌很少见于55岁以下的男性，30岁以下的几乎没有。只是我在成长的过程中，被现实不断拍打，脆弱的地方发生了变化，有些部分被"妖魔化""恶性化"。实在是情非所愿，不是出于我本心！这些癌变的细胞，不是我正常的前列腺细胞，它们败坏我声誉，挤压我本身，流窜到人体全身，我亦恨之切骨。

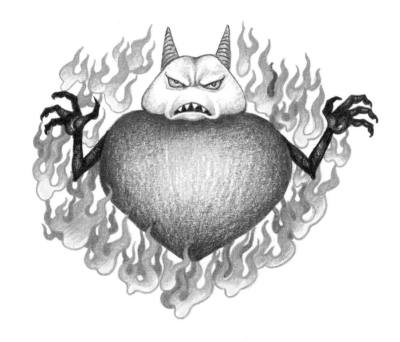

图 3. 前列腺癌是前列腺的"恶性"变。

我"治腺"不严，对人类造成了危害，罪过，罪过！不等我引咎辞职，外科医生就会用手术刀将我"开除"出人体，或者放疗科医生用放疗的"三昧真火"让我就地"涅槃重生"！若是局面不可收拾，全身多发转移，肿瘤科医生就会用药物对逃逸的肿瘤细胞"围追堵截"。

我纵有七十二般变化，也是人体的一部分。所以，请善待我，发挥我"善"的武功，阻止我"恶"的变化，让我回归"摄护"的本真。

2

前列腺功能一二三

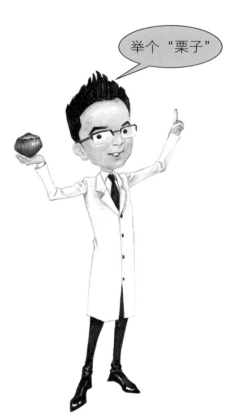

举个"栗子"

这本书要讲的全是关于前列腺的故事。

人如其名，前列腺也像它的名字描述的那样，是位于"前列"的腺体。那么位于谁的"前列"呢？答案是位于排尿通路的前列。尿液从肾产生，经过输尿管输送到膀胱暂时储存起来。当膀胱憋满时，就会打开前列腺这个"阀门"，"哗"地一声把尿排出来。如果把小便池比作尿液最终到达的"战场"，那么前列腺就是排尿通路上最前线的关口，尿液经过前列腺以后就会一泻千里、飞流直下，直奔目的地——小便池。所以我们把这个排尿通路上最前线的腺体称为"前列腺"。其实，它最早的名字"摄护腺"来源于日语。不过，现代日语称呼之为"前立腺"，表达的也是和"前列腺"同样的意思。

图 4. 前列腺形状酷似倒立的板栗，上宽下窄，上面宽的部分叫做"前列腺基底部"，下面有个小尖儿，叫做"前列腺尖部"。

说到前列腺的形状，我们需要借用一种食物来形容。这种食物就是大家秋天常吃的板栗，又称栗子。前列腺形状就酷似倒立的板栗，上宽下窄，上面宽的部分叫做"前列腺基底部"，下面有个小尖儿，叫做"前列腺尖部"（图4）。板栗有硬壳，前列腺表面也有一层结实的被膜，叫做前列腺包膜，只不过前列腺包膜是无色透明的，和前列腺紧紧地长在一起，不像板栗壳那样可以轻易剥下来。

只有男性才有前列腺，而且前列腺是男性最大的附属性腺。它位于膀胱下方，盆腔的最下方，从人体外表上既看不见也摸不着（图5）。排尿通路从上往下，所以越往下越靠近排尿"前线"。尿道从前列腺中间穿过，这部分尿道叫做"尿道前列腺部"（图6）。前列腺里面有成千上万、不计其数的小腺体。如果前列腺出现了肥大、增生，中间的这部分尿道就会首当其冲受到挤压。进一步发展会引起排尿困难、夜尿增多等不适症状，严重时就会出现堵塞，完全排不出尿，医学上叫做"尿潴（zhū）留"。前列腺宽大的基底部两侧各有一个精囊，依靠细细的射精管开口于前列腺里面的尿道，是精液排出的必经之路。所以说，前列腺扼守着男

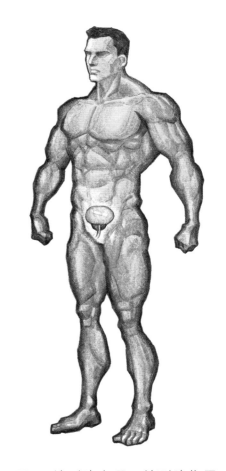

图 5. 前列腺在哪？前列腺位于膀胱下方，盆腔的最下方，从人体外表上既看不见又摸不着。前列腺是排尿通路上最"前列"的关口。尿液经过前列腺以后就会一泻千里、飞流直下，直奔目的地——小便池。

性排尿和射精的"咽喉要道"。

既然前列腺是男性特有的器官，那么它的功能自然也是男性特有的。结构决定功能。简而言之，前列腺有四大功能。

第一，前列腺是男性排尿的"阀门"。

前列腺内部的环形平滑肌围绕着尿道前列腺部。在前列腺与膀胱交界处，还有一些肌肉，使膀胱平时处于关闭状态、不会漏尿，这些肌肉称为"尿道内括约肌"。在前列腺尖部周围还有一圈又一圈的环形尿道外括约肌。前列腺内部及周围的尿道内括约肌、外括约肌一起组成了排尿的"阀门"。在排尿过程中，膀胱上的逼尿肌收缩，给尿液加压，尿液就像自来水一样有了压力；随后，前列腺内、外括约肌及前列腺内部肌肉松弛，自来水龙头的"阀门"打开了，尿液才能够畅通无阻地排出体外（图7）。如果前列腺的肌肉纤维由于各种原因该松弛时不松弛，就会影响正常排尿，严重者会引起排尿困难，甚至完全尿不出。

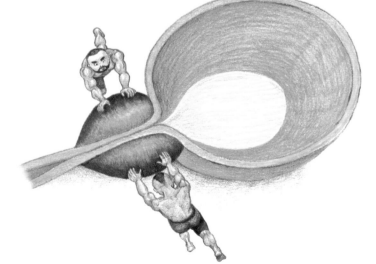

图 6. 尿道从前列腺的中央穿过，周围有很多肌肉。平时肌肉处于收缩状态，尿道关闭，一滴尿也漏不出来。

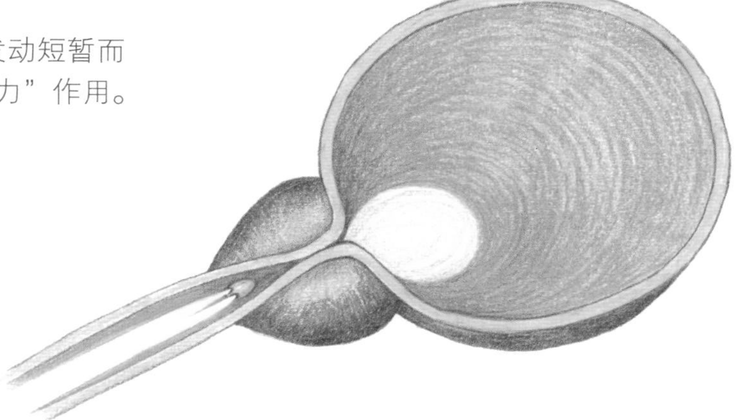

图 8. 射精时，前列腺肌肉从底部向尖部发动短暂而强有力的收缩，给精液一个强劲的"助推力"作用。前列腺是射精过程的"加速器"。

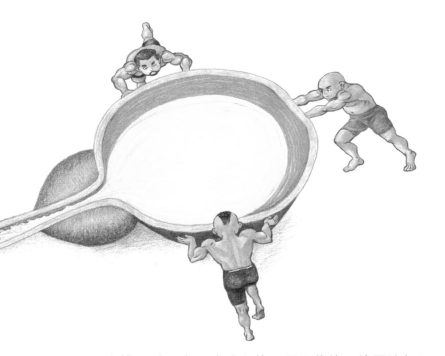

图 7. 在排尿过程中，膀胱上的逼尿肌收缩，给尿液加压，尿液就像自来水一样有了压力；随后，前列腺内、外括约肌及前列腺内部肌肉松弛，自来水龙头的"阀门"打开了，尿液才能够畅通无阻地排出体外。

第二，前列腺是射精过程的"加速器"。

精子从睾丸产生，大部分储存在附睾中。当男欢女爱、激情四射之时，附睾、输精管与精囊出现强烈收缩，将精液通过射精管推入前列腺中间的尿道。此时精液射出体外的动力还不够。前列腺肌肉迅即发动从底部向尖部的短暂而强有力的收缩，给精液一个强劲的"助推力"作用，射精成功！所以说，前列腺是射精过程的"加速器"（图 8）。整个过程如行云流水、一气呵成，毫无停顿，是人体生理功能完全自动化的"杰作"！

第三，前列腺是青春荷尔蒙的"催化剂"。

成熟的男性阳刚、威猛，浑身散发着青春荷尔蒙的气息。这个青春荷尔蒙就是指睾酮（雄激素的重要成分）。睾酮要真正发挥作用，必须转变成双氢睾酮才行。前列腺细胞内含有大量的 5α 还原酶。酶是一种催化剂，能将一种物质变成另外一种物质。前列腺内的 5α 还原酶将睾酮转化成活性更强的双氢睾酮，点石成金，让男性时刻散发着青春荷尔蒙的气息。

前列腺每天可分泌产生 0.5~2 毫升前列腺液，与精囊液、附睾液等混合，构成精浆（前列腺液占精浆的 20%~30%），是精子保持活力的"泳池"。精子和精浆组成精液。不过，精液射出人体时是半凝固态的，精子的活动速度并不快；5~10 分钟后，精液开始液化，犹如飞机起飞腾空的一刹那，阻力突然变小，精子前进的速度大幅提升，在液化的精液中飞速前进，与卵子"鹊桥相会"。精液液化的过程依靠的是前列腺分泌的一种蛋白质——前列腺特异性抗原（prostate-specific antigen, PSA）的作用（图 9）。前列腺液还有促进受精卵形成、维持泌尿生殖系统的卫生以及润滑尿道等重要生理功能。

第四，前列腺的秘密功能。

男性的性兴奋来源于看到美丽的胴体，听到柔美的声音，感觉到嫩滑的肌肤。而前列腺这个身体内部的器官表面分布着丰富密集的神经末梢网，部分人可以单独通过前列腺按摩的方式激发性冲动和性兴奋。前列腺是男性的"秘密花园"。

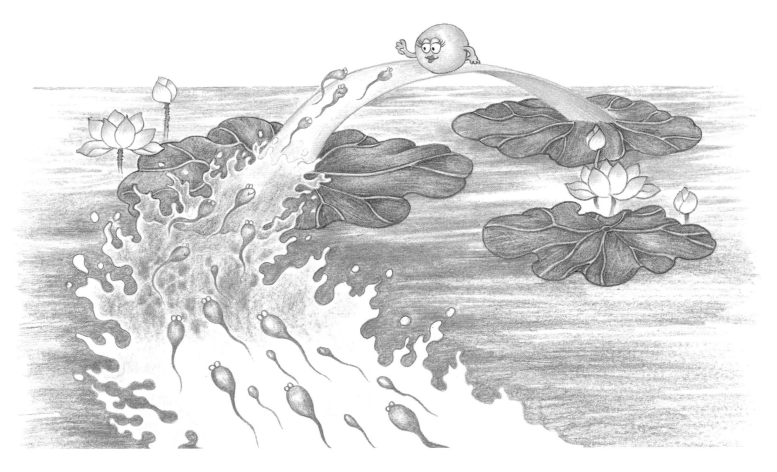

图 9. 精液射出 **5~10** 分钟后，由半凝固态变成液态，精子的泳动速度大幅提升，飞奔过去与卵子"鹊桥相会"。促使精液液化的就是前列腺特异性抗原（**PSA**）。

　　总之，前列腺是男性特有的器官，它身兼数职：既是男性排尿的"阀门"，又是射精过程的"加速器"；既是青春荷尔蒙的"催化剂"，还身兼男性"秘密花园"的功能。

3

想尿就尿，从娃娃抓起
——人体泌尿系统与指挥系统

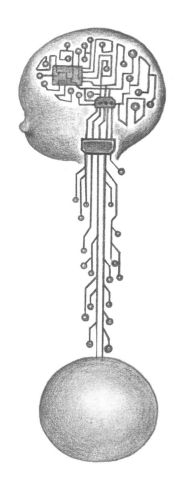

有段话说的非常有意思：

"从生理上看，所谓幼稚，就是既憋不住尿又憋不住话；

所谓不够成熟，就是只能憋得住尿，却憋不住话；

所谓成熟，就是既憋得住尿，又憋得住话；

所谓衰老，就是憋得住话，却憋不住尿。"

这段话说明了人一生中的不同阶段，泌尿系统控尿和排尿能力不一。控尿和排尿需要泌尿系统（膀胱、前列腺等）、指挥系统（脊髓神经、大脑中枢等）的相互协调作用才能顺利完成（图 10）。要做到想尿才尿（控尿能力）、想尿就尿（排尿能力），还真得从泌尿系统与指挥系统的磨合期——婴幼儿时期训练起。

图 10. 管理排尿的膀胱、前列腺、脊髓神经、大脑中枢协同作用才能想尿就尿，尿得通畅。掌管排尿的大脑中枢 1.5 岁开始发育，5 岁时逐渐发育成熟。

14

一、婴幼儿排尿特点

婴幼儿由于大脑神经中枢发育不够成熟，大脑和膀胱、前列腺之间的联系不紧密，主要由脊髓神经管理排尿，控制能力较差，经常是"想都没想就尿了"，即憋不住尿。婴儿时期，家长换得最勤的就是尿布。有的家长为了训练婴儿的控尿能力，减少尿床，在孩子几个月时就训练把尿。这样做到底能不能减少尿床呢？国外有医生做过这样的对照研究：一组孩子从小训练排尿，一组孩子从小使用纸尿裤，可以随意小便。结果发现两组孩子长大后控制排尿的能力没有差异。其实，幼儿从一岁半开始，管理排尿的大脑中枢就开始自然发育，一直持续到五岁左右。所以，对小于一岁半的孩子进行排尿训练，收不到明显的效果，因为这个阶段的孩子管理排尿的大脑神经还没有开始发育。到了一岁半以上，才适合进行排尿训练。

二、排尿训练的要点

要想对幼儿进行排尿训练，就要遵循一定的规律。当孩子到了一岁半，要告诉孩子，想要排尿时要说"尿尿"，然后领着孩子走进厕所，帮助孩子脱下裤子，让孩子尿尿，最后帮助孩子穿上裤子。如此反复强化，孩子的膀胱、前列腺、脊髓神经、大脑中枢之间的神经联系建立完善，到了学龄前期就能很好地控制排尿了。

三、尿床怎么办？

有的孩子白天能自己控制排尿了，往往夜间还会尿床，让家长头痛不已。其实，很多孩子都有尿床的经历，只不过持续时间长短不一，少部分上了小学还会尿床，个别到了十一二岁还有尿床的现象，对孩子的心理发育造成了严重影响。科学家发现，孩子尿床的时间大部分在睡着后 3 个小时内。因此，要想减少孩子尿床，需要做到：

首先，孩子睡觉之前不要大量饮水、喝牛奶、吃西瓜等。

其次，若是孩子晚上十点前入睡，在凌晨一点之前家长一定叫醒孩子起床排尿一次，这样后半夜基本会平安无事。家长需要牺牲一下睡眠时间，定好闹钟，定时叫醒，领着孩子尿尿。这样就能阻断孩子尿床的恶性心理循环（图 11）。

四、不要过度憋尿

不要过度憋尿的道理大家都懂：憋尿会造成膀胱过度扩张，膀胱肌肉会受到损伤。那么合理的排尿间隔时间是多少呢？成人膀胱的容量一般是 200~300 毫升，输尿管输送尿液的速度是每分钟 1.5 毫升，大约 3 个小时可以装满膀胱。所以，一般 3 小时排尿一次，不要憋尿。小孩的排尿间隔可能更短，可能 1~2 小时就得去一次厕所。过度憋尿会损害膀胱、前列腺，影响神经通路信号的传输。养成不憋尿的好习惯，保护好自己的膀胱。

人体排尿是多个器官互相协调的过程，建立膀胱、前列腺和脊髓神经、大脑中枢联系的关键时期是 1 岁半到 5 岁。所以，要想以后排尿好，想尿就尿，从娃娃抓起！

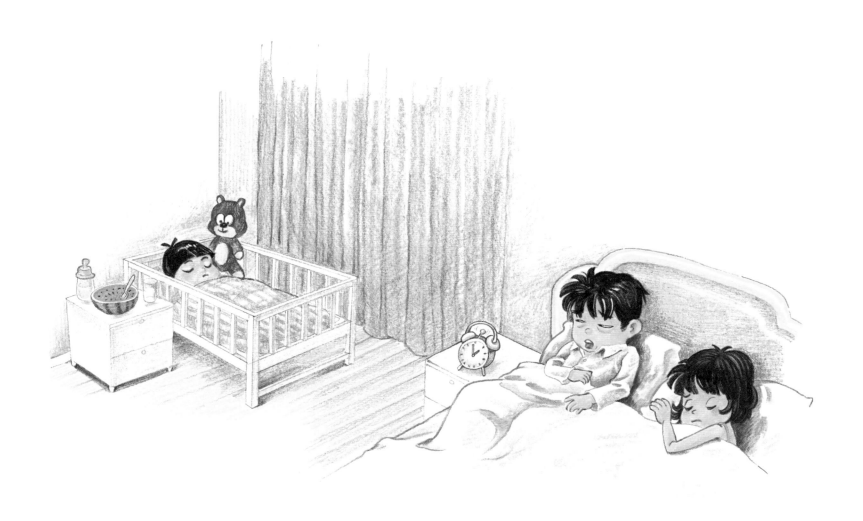

图 11. 怎样减少孩子尿床？要求孩子睡前不要大量喝水、喝牛奶、吃西瓜，孩子睡觉后 3 个小时内叫醒他 / 她排尿一次。这样就能阻断尿床的恶性心理循环。

4

医学版"盲人摸象"——前列腺直肠指诊

　　大家有过在医院尴尬的就医经历吗？女性看妇产科遭遇男医生，这是尴尬之一。男性看病也有尴尬之处，衣冠革履的企业高管到泌尿外科看病，被要求查前列腺。怎么查？脱下裤子，跪在诊断床上，双肘部贴床，抬高臀部，医生用带着手套的手指插入肛门"鼓捣"一番。除了不舒服，最要命的是偶尔还有别的患者闯入，真是羞愧难当啊！

　　可是，前列腺这个男性独有的器官，藏在盆腔的底部，从外面既看不见又摸不着。好在直肠紧贴在前列腺后方，可以隔着直肠壁触摸到前列腺的后方轮廓。在体检时，直肠指诊项目由普通外科医生完成，有些人因为不好意思或者不舒服，直接放弃了这个项目。其实，直肠指诊除了可以判断直肠有无肿物，还可以了解前列腺的大小、轮廓，有无肿瘤结节等，具有非常重要的意义。

　　在泌尿专科中，前列腺直肠指诊是这样做的（图 12）：患者跪在诊断床上，向前趴，双侧肘部（注意不是双手）支撑身体，抬高臀部，医学上叫做"膝胸卧位"。医生戴好手套，涂好润滑油，示指（食指）缓缓进入患者肛门，向下压，就可以隔着直肠前壁触摸到前列腺。虽然不是直接接触，但是可以大致触摸到前列腺轮廓大小、质地、有没有结节等。正常前列腺的质地触摸起来的感觉称为质韧，相当于用手指触摸鼻尖的感觉。当手指的感觉像在摸额头时，这种质地称为质硬，提示很可能有癌的存在。

患者在接受直肠指诊时，会有一些胀胀的不适感，不过完全不必紧张，可以采取深呼吸的方式来放松。直肠指诊检查一般在 10 秒钟左右，稍微坚持一下就完成了。还有一种简便的直肠指诊检查姿势，只需患者站立弯腰接近 90 度，手扶墙或椅，抬高臀部，很快就能做完检查（图 13）。

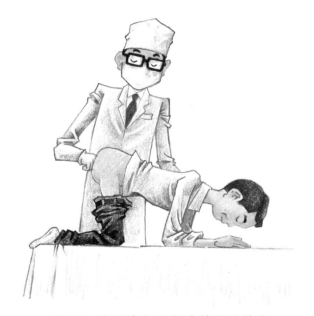

图 12. 前列腺直肠指诊的膝胸体位。

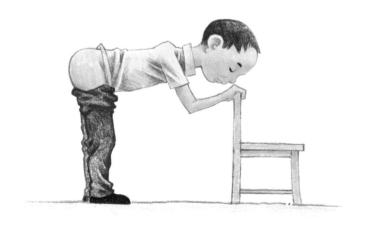

图 13. 前列腺直肠指诊的弯腰位。

直肠指诊检查是前列腺最初步、最基本的检查。需要注意的是，检查后血液中前列腺特异性抗原（PSA）会轻度升高，大约一周后恢复正常。所以，如果还要抽血查前列腺特异性抗原，请注意先后顺序：先抽血，再做直肠指诊检查，以保证抽血结果的准确性。

在没有或无法进行超声、磁共振成像等先进影像学检查的时候，直肠指诊非常重要，泌尿外科医生靠着"金手指"发现了很多前列腺癌。不过这种检查手段有很大的局限性。大家都知道《盲人摸象》的故事，说的是对事物的片面了解。其实，前列腺直肠指诊有点像医学版的"盲人摸象"。

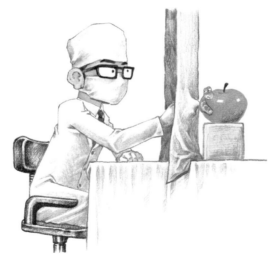

图 14. 病灶位于前列腺后部且外凸，隔着直肠摸得着。

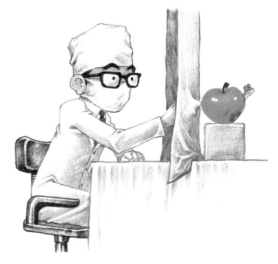

图 15. 病灶位于前列腺前部且外凸，隔着直肠摸不着。

因为直肠指诊仅仅能检查到前列腺的后面轮廓（图 14），当病灶位于前列腺前部时，直肠指诊就摸不着（图 15）；或者病灶位于前列腺内部且不外凸时，直肠指诊更是摸不着（图 16）。这就像盲人摸象，只知局部，不知整体。而且，能被直肠指诊发现的前列腺癌多数是中晚期，很多没有手术根治的机会。

现在，随着影像学技术的发展，多参数磁共振成像能发现几毫米的前列腺癌病灶，做到早诊断、早治疗（图 17）。不过直肠指诊并没有被完全淘汰，仍是普遍体检、术前评估的重要手段。

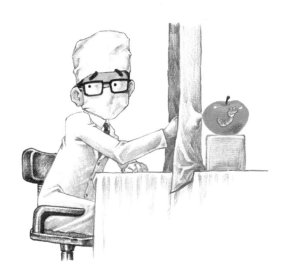

图 16. 病灶位于前列腺内部且不外凸，隔着直肠也摸不着。

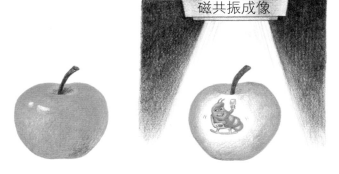

图 17. 多参数磁共振成像能发现几毫米的前列腺癌病灶，这些病灶往往位于前列腺中间且不外凸，直肠指诊无法发现。

5

前列腺的"液体面包"——双氢睾酮

这些年特别流行的清宫戏里总有不少"公公",也叫太监。他们大多数忠于职守,但也有极少数祸国殃民。不管是好是坏,他们的命运都很悲惨,从小就被净身后送入宫内。皮肤滑、嗓音尖、兰花指,这些太监表现出的明显特征,就是由于他们的身体内缺少一种叫做睾酮的雄激素。

关于睾酮与前列腺生长发育关系,最经典的研究莫过于 20 世纪 60 年代吴阶平院士对清代留下的 26 名太监所做的调查研究。这 26 名太监在青少年时期均切除了睾丸,他们体内的睾酮远低于正常男性的水平。研究者发现当这些太监年老(平均年龄 72 岁)时,他们的前列腺不仅没有像正常男性一样出现前列腺增生,反而普遍明显缩小,

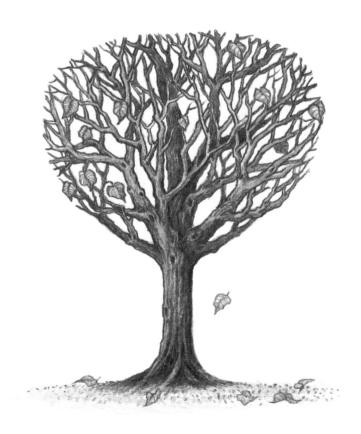

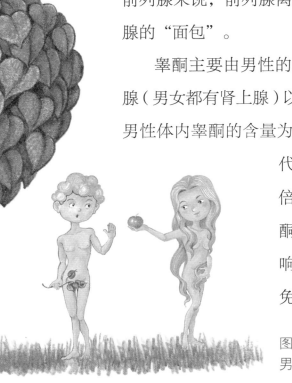

图 18. 双氢睾酮是前列腺的"液体面包"，对前列腺的生长发育至关重要。双氢睾酮缺乏，前列腺就会如树木"枯萎"；双氢睾酮供应充足，前列腺如树木"枝繁叶茂"。

其中 21 人甚至完全不能触及。在人体内，睾酮的活性形式是双氢睾酮，是由睾酮转变来的。由此可见，双氢睾酮是前列腺生长发育所必需的（图 18）。

人们常说"面包总会有的"，就是因为面包是生活的必需品，生活离不开它，面包就是生活的希望。那么对于前列腺来说，前列腺离不开双氢睾酮！双氢睾酮就是前列腺的"面包"。

睾酮主要由男性的睾丸产生（约占 95%），同时肾上腺（男女都有肾上腺）以及女性的卵巢亦可分泌少量睾酮。男性体内睾酮的含量为女性的 7~8 倍。不过，男性睾酮的代谢速度更快，其产量是女性的 20 倍左右。不论是男性还是女性，睾酮对人们身体健康都有着很重要的影响，诸如增强性欲、维持性征、提高免疫力、抑制骨质疏松等（图 19）。

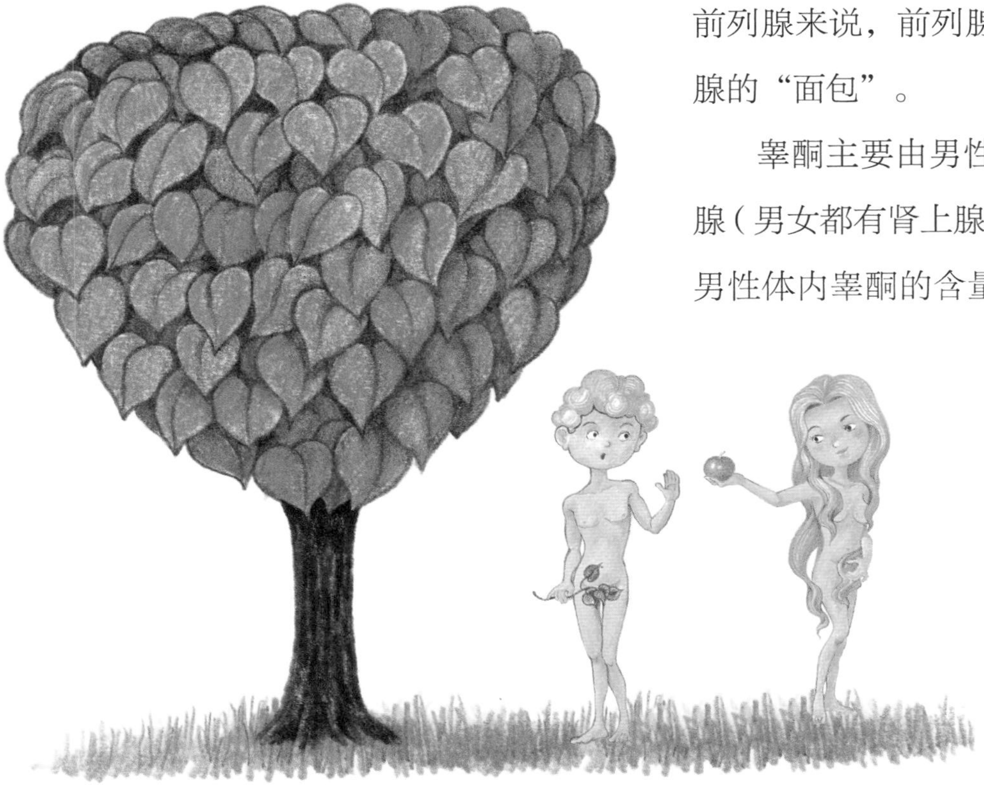

图 19. 男女体内都有睾酮，不过男高女低。男性主要由睾丸分泌，故称为"睾酮"。

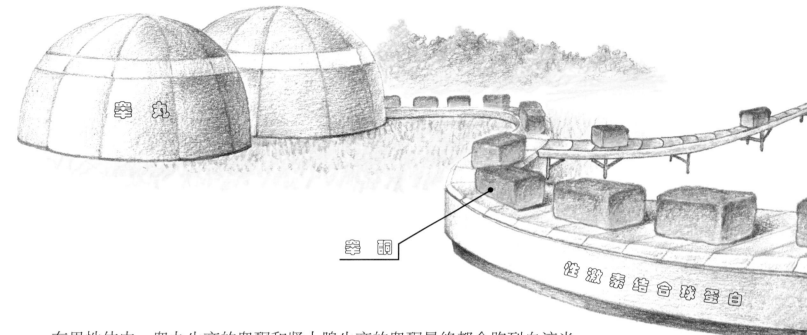

睾丸

睾酮

性激素结合球蛋白

　　在男性体内，睾丸生产的睾酮和肾上腺生产的睾酮最终都会跑到血液当中去。它们靠的是一种叫做"性激素结合球蛋白"的运输工具，像"传送带"一样载着睾酮飞速地运送到全身各处。当睾酮到达前列腺后，进入前列腺细胞内。前列腺细胞内的"5α还原酶"能将睾酮变成活性更强的双氢睾酮，就像一位厨艺高超的厨师，把"面包坯子"变成了诱人的热乎乎的"面包"。饥饿的前列腺细胞就等着"面包"呢！不过，双氢睾酮必须与雄激素受体结合才能被前列腺摄取。雄激素受体就像前列腺细胞的"嘴"，前列腺通过它才能源源不断地摄入双氢睾酮这个"面包"（图20）。

24

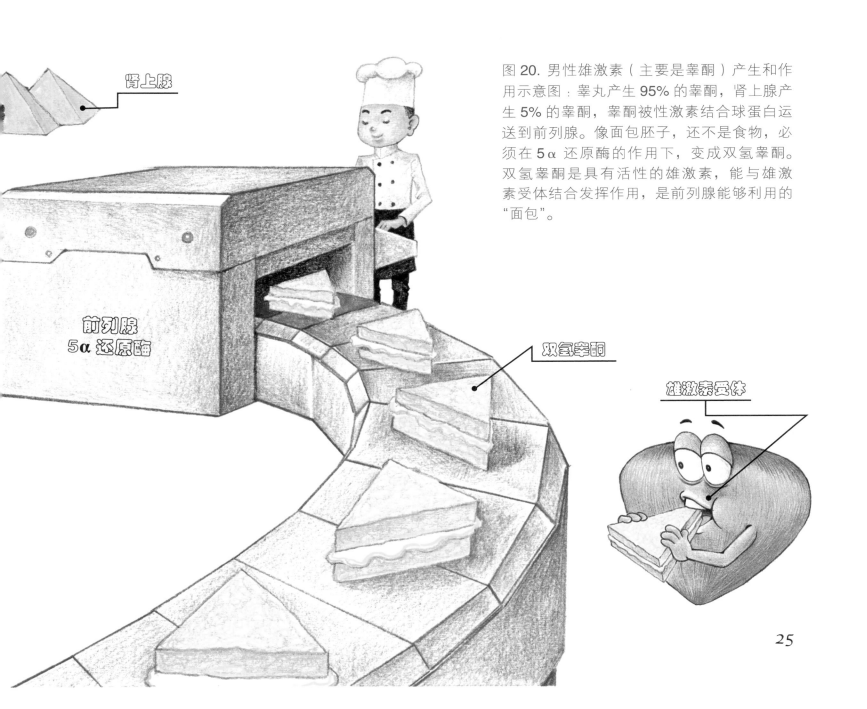

肾上腺

前列腺
5α 还原酶

双氢睾酮

雄激素受体

图 20. 男性雄激素（主要是睾酮）产生和作用示意图：睾丸产生 95% 的睾酮，肾上腺产生 5% 的睾酮，睾酮被性激素结合球蛋白运送到前列腺。像面包胚子，还不是食物，必须在 5α 还原酶的作用下，变成双氢睾酮。双氢睾酮是具有活性的雄激素，能与雄激素受体结合发挥作用，是前列腺能够利用的"面包"。

面包吃多了，人就会长胖。那么，是不是双氢睾酮越多，前列腺就越容易出现增生，甚至前列腺癌呢？

双氢睾酮与前列腺增生的发生有一定关系，但与前列腺癌的发生关系不明确。年龄越大，越容易出现前列腺增生或前列腺癌；但此年龄段的男性睾丸分泌睾酮等雄激素的能力实际上是逐渐衰退的。不过，在前列腺内部的双氢睾酮始终处于高水平。前列腺增生的发生发展除了受双氢睾酮影响，还受其他因素的影响，例如雄激素和雌激素的相互作用、前列腺间质和腺上皮细胞的相互作用等。睾酮、双氢睾酮与前列腺癌之间的关系目前还没有明确结论。

双氢睾酮作为前列腺细胞生长发育的"液体面包"，在前列腺的发育过程中起着非常重要的作用。通过减少"液体面包"的供应量，能够极大程度地抑制前列腺细胞的生长。所以切断前列腺的营养供应是临床上药物治疗前列腺增生或前列腺癌的主要思路，且听后续详细讲解。

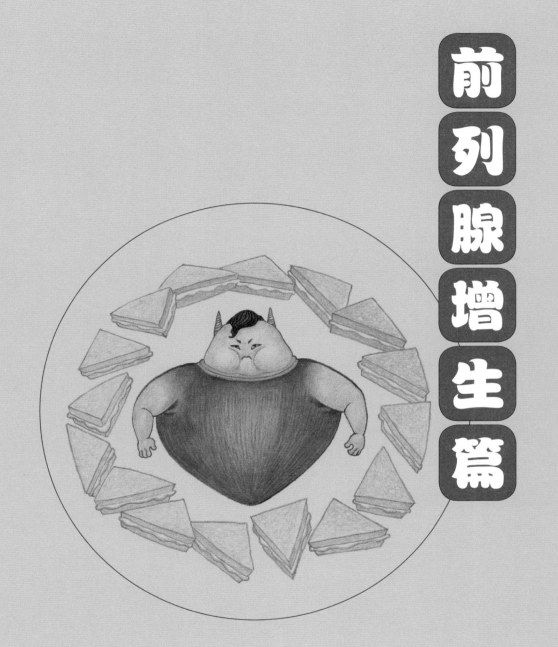

前列腺增生篇

6

一字之差——前列腺增大与增生的区别

每年春季体检一结束，就有很多男性拿着体检报告来看泌尿外科门诊了。上到六七十岁的老先生，下到二三十岁的小伙子，超声报告全是同样一个诊断——前列腺增生。到底什么是前列腺增生呢？我们先说说前列腺增生的定义吧。

在《中国泌尿外科疾病诊疗指南》（2014 年）上，良性前列腺增生是这么定义的：良性前列腺增生（benign prostatic hyperplasia, BPH）是引起中老年男性排尿障碍最为常见的一种良性疾病。主要表现为组织学上的前列腺间质和腺体成分的增生、解剖学上的前列腺增大、尿动力学上的膀胱出口梗阻和以下尿路症状为主的临床症状。

这是一个标准的医学定义，非常复杂，包括 4 个方面——显微镜下表现、体积的变化、尿动力学表现和临床症状。老百姓所说的前列腺增大就是增生吗？增大主要指前列腺体积肥大，增生除了肥大，还包括排尿不痛快、尿频、尿急等症状，以及尿动力学表现和显微镜下表现。所以说，增大或肥大只是增生的一个方面，老百姓有关前列腺增大或肥大的概念不如医学上增生的概念全面。

那么，为什么前列腺增大（肥大）以后会出现排尿不痛快呢？

这是因为前列腺把守着男性排尿通道的咽喉部位（图 21）：上接膀胱，下连尿道，中间有一个管道，称为尿道前列腺部，是尿液排出人体的必经之道。前列腺增生、体积向外增大的同时，还

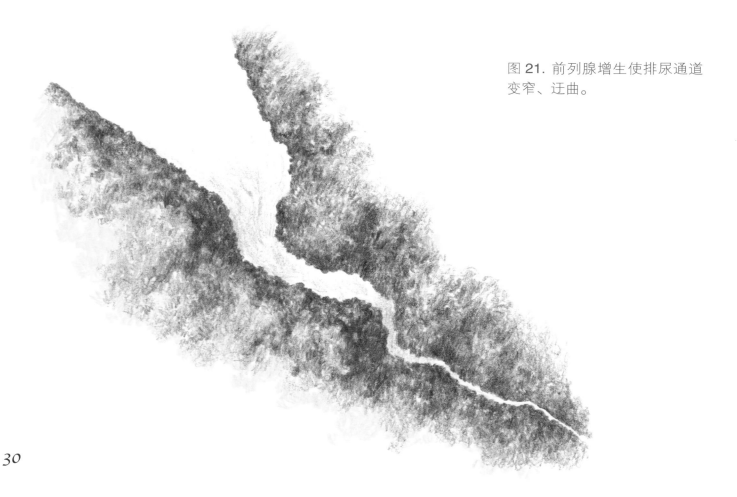

图 21. 前列腺增生使排尿通道变窄、迂曲。

有一部分腺体向内突向尿道，挤压尿道，使原先排尿的宽阔大道变成了羊肠小路，迂曲变形，尿液不再奔腾而出，继而出现排尿困难的症状，包括排尿等待（等半天才尿出来）、排尿中断（尿了一部分以后尿不出来了，需要再使劲才能勉强尿出）、尿后滴沥（尿完以后还有少量的尿液滴滴答答，可能会尿湿鞋）等。

为什么前列腺增大（肥大）后会出现尿频、尿急症状呢?

这是残余尿在作怪（图 22）。残余尿是指排尿之后膀胱内剩余没有排出的尿液。健康人为 0 毫升或者小于 60 毫升。但是前列腺增生的患者，因为排尿不畅，可能会有一部分尿液在排尿后仍

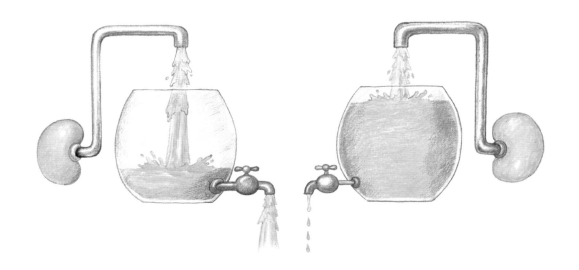

图 22. 膀胱没有排空，有很多残余尿，储尿的功能就大打折扣。就像啤酒桶没有放空，就继续装不了多少酒了。

31

留在膀胱内。正常膀胱能装 300 毫升尿液，能憋尿 3 小时。如果有 150 毫升的残余尿，膀胱只能再装 150 毫升尿液，膀胱的容量不能真正的利用起来，可能只能憋 1.5 小时了，需要不断地跑厕所才行。这就是前列腺增生后出现尿频、尿急的原因。

所以，前列腺增大、前列腺肥大只是前列腺增生的一个方面。医学上前列腺增生的定义除了增大（肥大），还有显微镜下的细胞和组织增多，临床上排尿困难、尿频、尿急等症状。如果做了尿动力学检查，还应有膀胱出口梗阻（即堵塞）的诊断。

体检超声报告上诊断"前列腺增生"主要依据的是前列腺体积大小，超过 20 毫升就诊断为"增生"，不是严格医学定义的"增生"。对于体检报告上超声"增生"的诊断，如果患者年龄在 50 岁以下，没有明显的症状，是大可不必担心的。

不过，如果 50 岁以上的男性出现排尿困难（包括尿线变细、尿不远、尿后滴沥等）、尿频、尿急等症状，就应该到正规医院做进一步检查。医生会按照医学标准判断是否是前列腺增生，是否需要治疗。

7

顺风尿湿鞋——前列腺增生的症状

随着年龄不断增大，老年男性朋友容易出现排尿困难症状，郁闷不已：遥想当年逆风尿三丈，如今顺风也能尿湿鞋。其罪魁祸首就是前列腺增生。

前列腺增生的症状主要是由于增大的前列腺压迫了尿道，导致膀胱内的尿液排出受阻，同时还包括膀胱逼尿肌对梗阻的反应，膀胱、前列腺和尿道之间相互作用以及中枢神经系统的因素。临床表现可以大致分为三类：排尿前症状（储尿期症状）、排尿期症状和排尿后症状。

一、排尿前症状

膀胱上接肾盂、输尿管，下连前列腺，起到承上启下、储存尿液的作用。当储存的尿液积蓄到一定程度时，膀胱收缩、前列腺舒张、排出尿液。试想膀胱下方的尿道被增生的前列腺压迫，造成膀胱出口梗阻、排尿困难，随着由两侧肾生成的尿液源源不断地经输尿管流入膀胱，膀胱内的尿液会越来越多。当膀胱内的尿液容量超过膀胱的负荷时，就会不断刺激膀胱壁的排尿神经产生尿

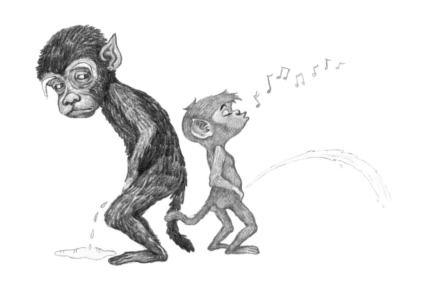

图 23. 排尿射程变短是前列腺增生的典型症状，正所谓"顺风尿湿鞋"。

意，这就是出现尿频症状的原因。出现有尿意时不能等待、必须立刻上厕所，临床上称为尿急；如果这时排尿不受意识控制而排出，就叫做急迫性尿失禁。这些症状不仅白天会有，夜晚睡眠的时候也会有，这就是夜尿增多，严重者一晚能起床排尿数十次，极大地影响了患者的睡眠质量。

二、排尿期症状

顾名思义就是排尿时期的症状。由于尿道受到前列腺的压迫而狭窄，就会出现尿踌躇、尿等待等现象，严重的患者每次排尿甚至会长达十几分钟，令人十分苦恼。很多患者还会出现尿线变细、尿滴沥连不成线、尿射程变短等，出现所谓"顺风尿湿鞋"的窘境（图 23）。

三、排尿后症状

很多患者在排尿后会有排尿不尽感，这说明膀胱内还有尿液尚未排出。

近 70% 的患者同时都有以上三种症状。对于前列腺增生来说，最重要的就是对这些症状的严重程度进行评估。治疗的重点也是最大程度地缓解症状，改善生活质量。

如果前列腺增生不能得到及时有效的治疗，会引起一系列并发症。正所谓流水不腐、户枢不蠹，由于膀胱出口梗阻，导致整个泌尿系统从肾盂经输尿管再到膀胱内的尿液不能顺畅排出，这就大大增加了发生膀胱结石和尿路感染的机会。同时，膀胱内长期潴留的过量尿液对膀胱壁的压迫会降低膀胱肌肉的张力和收缩力。此外，长期的慢性尿潴留还会引起肾盂和输尿管的扩张，最终损害肾功能（图24）。

正常前列腺和泌尿系统　　　　前列腺增生导致慢性尿潴留和肾积水

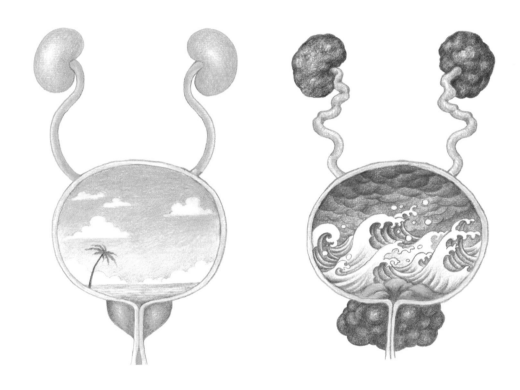

图 24. 前列腺增生的典型症状有排尿困难、尿频、尿不尽。前列腺增生如果不及时治疗，会造成肾积水、肾衰竭。

8

先打分，后治疗——前列腺增生的评分系统

考大学，考的是分数；绩效评定，评的也是分数；就连出租车司机服务好坏，也是依靠手机软件上的评分。同样，前列腺增生出现了排尿困难、尿频的症状，是该观察、吃药，还是接受手术，也得进行评分，根据分数高低决定治疗方案。这个评分就是我们所说的国际前列腺症状评分（International Prostate Symptom Score, IPSS）（图 25）。

这个 IPSS 评分表是给医生用的吗？不是，是给有排尿困难、尿频、尿急等下尿路症状的男性患者自测用的。针对男性患者近一个月的症状提了 7 个很简单的问题，患者按照实际情况轻重从 0~5 打分就行。最后将 7 个问题的总得分相加得到最终的症状评分，就可以判断前列腺增生症状的严重程度。0~7 分为轻度，8~19 分为中度，20~35 分为重度。

比如，有一名患者经常有尿不尽（4 分）、两次排尿间隔有时小于两小时（3 分）、偶尔出现间断性排尿（1 分）、时常排尿不能等待（4 分）、偶尔尿线变

细（1分）、每次排尿需要用力及使劲才能开始排尿（5分）以及夜间从入睡到早起一般需要起来排尿4次（4分），那么他的最终国际前列腺增生症状总评分为4分+3分+1分+4分+1分+5分+4分=22分，属于重度前列腺增生（图26~图32）。

高考一考定终身有它的弊病，因为高考分数不能完全反映学生的真实素质。同样，IPSS评分也不能完全反映前列腺增生的情况，因为膀胱收缩乏力也可以导致严重的排尿困

图 25. 国际前列腺症状评分（IPSS）表

在最近1个月内，您是否有以下症状？	无	在5次中					症状评分
		少于一次	少于半数	大约半数	多于半数	几乎每次	
1. 是否经常有尿不尽感？	0	1	2	3	4	5	
2. 两次排尿间隔是否经常小于2小时？	0	1	2	3	4	5	
3. 是否曾经有间断性排尿？	0	1	2	3	4	5	
4. 是否有排尿不能等待现象？	0	1	2	3	4	5	
5. 是否有尿线变细现象？	0	1	2	3	4	5	
6. 是否需要用力及使劲才能开始排尿？	0	1	2	3	4	5	
7. 从入睡到早起一般需要起来排尿几次？	没有	1次	2次	3次	4次	5次	
	0	1	2	3	4	5	
症状总评分＝							

生活质量指数（QoL）评分表

	高兴	满意	大致满意	还可以	不太满意	苦恼	很糟
8. 如果在您今后的生活中始终伴有现在的排尿症状，您认为如何？ 生活质量评分（QoL）＝	0	1	2	3	4	5	6

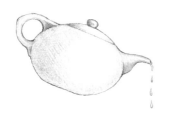

图 26. 尿不尽感，
尿完后有残余尿。

难等情况，此时 IPSS 评分也可能属于重度。所以，分数虽然很重要，但不能唯分数论，需要具体情况具体分析。

IPSS 评分可以反复对患者进行评估，尤其是药物治疗或者手术治疗后，再次评分与之前的对比，可以分析治疗的效果好坏。

最后，还有一个生活质量（quality of life, QoL）评分表。QoL 评分表就是询问患者如果在今后的生活中始终伴有现在的排尿症状，患者的主观感受是什么，选项按照满意程度从高兴

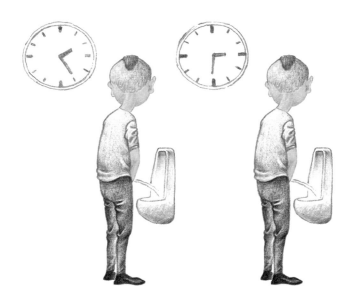

图 27. 排尿间隔不到两小时。

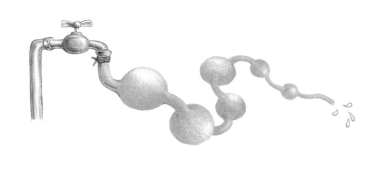

图 28. 间断性排尿。

到很糟分为 7 个等级，评分也分别从 0 分依次递增到 7 分，评分越高即说明生活质量越差。这个评分表一般与 IPSS 评分表联合使用，能更加完整地评估患者的状态。

分数并不是评估的唯一手段。IPSS 和 QoL 评分是患者的自我评分，患者对问卷的理解能力有高低，理解得不准，评分自然就有偏差。最好是在医生的帮助下完成问卷，获得接近真实情况的结果，为治疗提供参考。

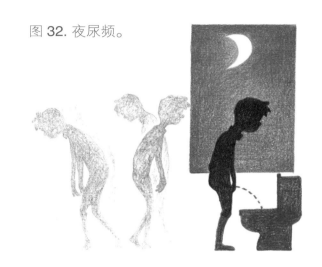

图 32. 夜尿频。

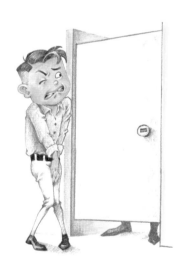

图 29. 排尿不能等待。

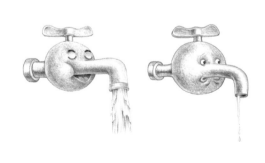

图 30. 尿线细。

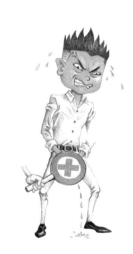

图 31. 排尿需要用力。

9

"三大金刚"显身手——前列腺增生的药物治疗

西医讲究先确诊，对疾病分出轻重缓急，再给予相应的治疗方案。对前列腺增生也不例外：轻度和部分中度症状的前列腺增生患者，不必进行药物和手术治疗，完全可以采取观察等待；而对于中、重度症状患者，应用最多的就是药物治疗了。药物治疗的安全性高于手术，而且治疗效果也相当不错；有的中、重度前列腺增生的患者，免不了前列腺上要挨一刀。

前列腺增生药物治疗分三大类，这"三大金刚"，个个身手不凡，帮助老年男性前列腺增生患者解除痛苦、安享晚年。

第一大"金刚"叫做"扩张剂"。

它们是以多沙唑嗪、坦索罗辛为代表的 α 肾上腺素受体阻滞剂（图33）。这类药物能有效地松弛前列腺平滑肌，从而扩张了前列腺的排尿通道、降低了尿道阻力，减轻排尿困难等症状，改善 IPSS 评分。

α 肾上腺素受体阻滞剂被认为是治疗下尿路症状的一线药物，起效快、药

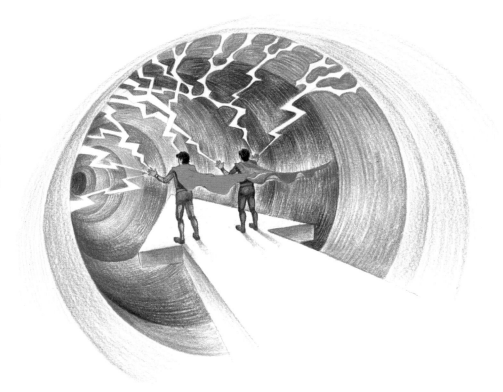

图 33. α 肾上腺素受体阻滞剂是"扩张剂",扩开排尿通路、降低尿道内压力,为膀胱内的尿液开辟出一条通畅的道路。

效好而且副作用较小。这类药物就像一支冲锋部队,勇往直前,扩出了一条通关大道,帮助尿液轻松成功排出体外。α 肾上腺素受体阻滞剂可以有效地降低增生的前列腺对尿道的压迫,所以起效快。服用这类药物常见的副作用包括乏力、头晕和直立性低血压等,总体来说症状较轻,大多数患者都能耐受。不过并不能阻止前列腺的增生,不能缩小前列腺。

第二大"金刚"是"缩小剂"。

"缩小剂"的学名叫 5α 还原酶抑制剂，以非那雄胺、度它雄胺为代表（图34）。人的生长发育需要空气、水和食物，前列腺的生长发育需要一种叫做"双氢睾酮"的营养，这是由睾酮经过 5α 还原酶催化转变而来。而 5α 还原酶抑制剂治疗前列腺增生的原理就是阻断睾酮变成双氢睾酮，切断了前列腺的营养供给，让前列腺上皮细胞发生凋亡，前列腺缩小。

不过，前列腺增大是长期的过程，缩小更不是一日之功。5α 还原酶抑制剂相比于 α 肾上腺素受体阻滞剂这些前锋部队而言，显现效果需要更长时间，但是作用持久，能大大减小前列腺的体积、明显改善患者的前列腺增生症状。有趣的是，前列腺体积越大，治疗效果越明显。鉴于如此强大的威力，所以临床上这类药物一般只适用于有中、重度下尿路症状，前列腺体积大于40毫升患者的长期治疗。其主要副作用就是患者性功能可能会受影响等。

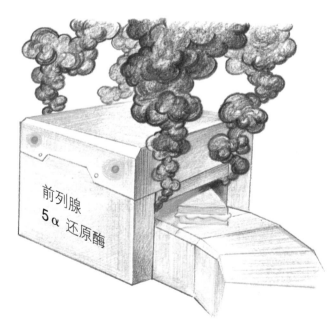

前列腺
5α 还原酶

图34. 5α 还原酶能将睾酮转变成双氢睾酮（前列腺的营养）。5α 还原酶抑制剂破坏了 5α 还原酶这个转换"机器"，切断了前列腺的营养，抑制前列腺增生，缩小前列腺。

第三大"金刚"是"稳定剂"。

它们是以托特罗定、索利那辛为代表的 M 胆碱能受体阻滞剂（图 35）。前列腺增生常常会引起尿频、尿急等膀胱功能不稳定情况。这类药物主要职责就是稳定膀胱，针对有急迫性尿失禁的患者，提高他们的膀胱耐受程度，缓解尿频尿急等排尿前症状，而对于排尿期症状以及排尿后症状并不能显著改善，作用效果有限，所以经常联合上述两大金刚一同战斗。M 胆碱能受体阻滞剂的主要副作用是口干、鼻咽炎和眩晕等。服用期间还需要经常性地评估 IPSS 和残余尿。

药物多了，选择也多了，如何用最少的药取得最好的效果？联合用药是一种比较好的选择。医生会根据患者前列腺的大小、症状的轻重等，对治疗前列腺增生的"三大金刚"进行灵活组合，做出对患者最优的选择。

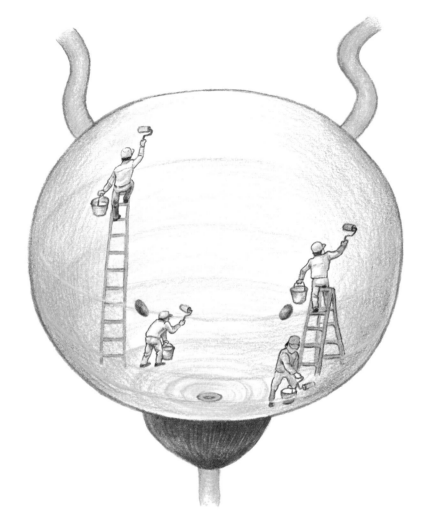

图 35. M 胆碱能受体阻滞剂是"稳定剂"，降低膀胱敏感性，起到稳定膀胱，改善尿频、尿急症状作用。

10

电切——前列腺增生手术的金标准

提到前列腺增生的手术治疗，大家都很害怕。不过，当前列腺增生进展到一定程度就需要手术治疗。手术治疗方法多种多样，最为经典成熟的是经尿道前列腺电切术（transurethral resection of the prostate，TURP）——被誉为前列腺增生手术的"金标准"。

TURP 简称"电切"，从诞生至今已有九十多年的历史了。这种术式不需要开刀，经过尿道就把增生的前列腺组织切除了。1923 年，Keyes 和 Collings 教授首次用切割电流治疗前列腺增生，不过当时技术还不太成熟，电切环在水中切割力量不够强。3 年后，Stern 成功设计了现代电切镜，然后经过 McCarthy 改进，最终成为广泛应用的切除器械。Iglesias 于 1975 年设计出可以连续灌洗式电切镜，美国和西班牙等欧美国家在临床普遍开展了 TURP 手术。中国在 20 世纪 70 年代才开始采用 TURP。目前随着器械设备的完善，这项技术在中国各级医院都已经普遍开展了，并取得了满意的疗效。

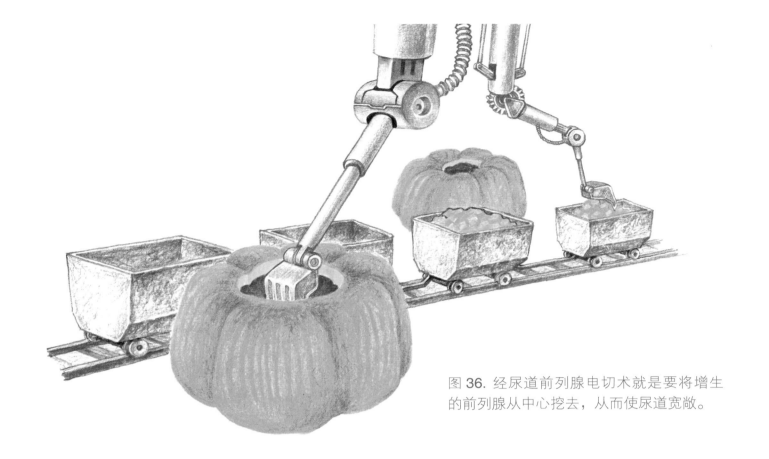

图 36. 经尿道前列腺电切术就是要将增生的前列腺从中心挖去，从而使尿道宽敞。

电切，是真的用电在做手术吗？（图 36）

是的！首先，需要对患者进行全身麻醉或下半身麻醉以便手术操作。然后通过尿道将电切镜插入前列腺部位，伸出特制的半圆形电切环，由于电切环带电，能够产生切割作用，将前列腺一块块切割下来。每次切下的前列腺组织小条会在冲洗液的冲力下进入膀胱，并在膀胱内堆积，电切手术结束后将这些小条吸出并送病理检查，最后留置导尿管。前列腺增生患者的症状就是因为尿道被挤压，电切手术将中心增生的前列腺挖掉后，前列腺就像从中心被挖除了瓤的南瓜，只剩南瓜的外壳，中间的尿道非常宽敞。所用的电流也非常小，对人体没有任何不良影响。不过，若是带心脏起搏器的患者做手术，需要将起搏器的模式调整一下。

TURP 手术后患者的排尿通道豁然开朗，排尿困难症状可以明显得到缓解，IPSS 评分显著降低，平均残余尿也大幅减少。TURP 手术损伤小、适应证广、恢复快、疗效好，但是也像其他外科手术一样会有一些并发症。

最常见的并发症就是出血，这与前列腺有丰富的血液供应有关。其次，常见的并发症还有经尿道电切综合征，这是由于手术中为看清视野，需要大量冲洗液，冲洗液通过手术创面进入静脉系统，血容量增多有可能引起一系列症状，例如神志异常、高血压、心动过缓以及视力障碍等。合理控制冲洗压力以及电切的深度可以有效地减少经尿道电切综合征的发生率。

总之，TURP 作为有九十多年历史的手术方式，依然是前列腺增生外科治疗的"金标准"，在微创治疗兴起的今天，仍然发挥着非常重要的作用。

11

百光齐放，大放异彩——前列腺增生的激光治疗

在手术治疗前列腺增生方面，除了之前介绍的经典的经尿道前列腺电切术以外，还有各种"五颜六色"的激光治疗，包括钬激光、绿激光、红激光、铥激光等（图37）。

钬激光——1994年商品化的钬激光进入市场，这项新的技术很快被用于前列腺增生手术中。钬激光这把刀像雄狮的牙齿一样非常锋利（图38）、穿透性强，还有组织汽化以及凝固止血等作用，经过国内外泌尿外科医生数十年的不断实践和改进，经尿道钬激光前列腺剜除术用得甚至比经

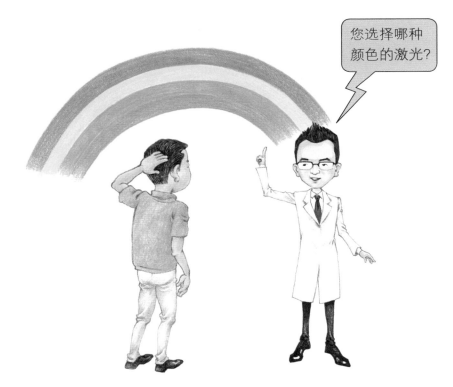

您选择哪种颜色的激光？

图 37. 种类繁多的前列腺增生激光治疗。

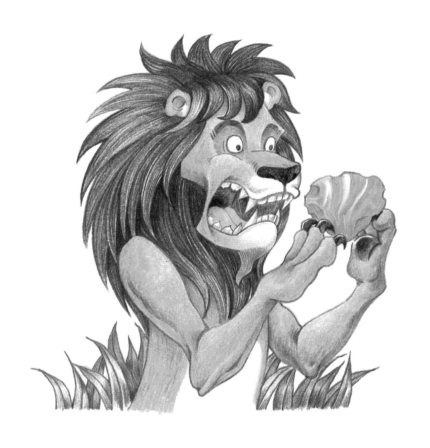

图 38. 钬激光切割能力强，穿透性好，就像雄狮锋利尖锐的牙齿一样。

尿道前列腺电切术（TURP）还多。相较于经典的电切手术而言，钬激光手术的优势在于患者恢复快、需要住院的天数短、症状缓解明显。有些前列腺体积比较大或者正在接受抗凝治疗的患者，不能接受电切手术，钬激光手术的优势就比较明显。由此可见，经尿道钬激光前列腺剜除术可谓是好处多多啊！

绿激光——绿激光前列腺汽化术作为近年来新的技术，具有手术中出血少、留置导尿管时间以及住院时间短等优势。绿激光前列腺汽化术采用的绿激光是波长为 532 纳米的绿颜色可见光，特点是组织穿透性低，只有 0.8 毫米，可以被氧和血红蛋白选择性吸收，完全不被水吸收，所以汽化切割性能很稳定，止血效果好，手术视野几乎无血。汽化后残余

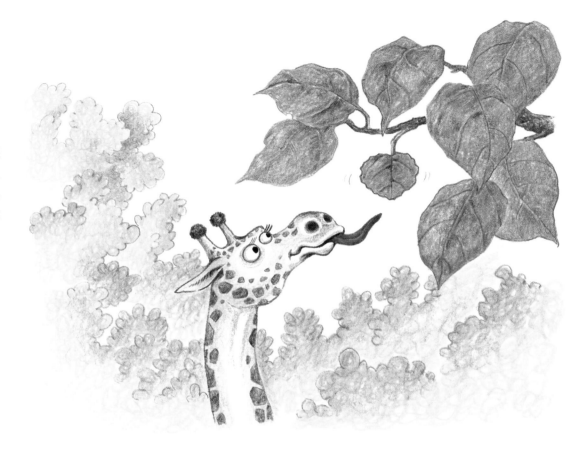

图 39. 绿激光穿透性低，切割能力一般，但出血量少，手术视野几乎无血，手术过程像长颈鹿温柔地吃叶子。

组织表面会产生 1~2 毫米凝固带，减少了术中出血和术后组织水肿、脱落及坏死程度，从而缩短住院及留置尿管的时间。不过，由于绿激光的穿透性低，每次汽化的组织量较少，所以手术时间相较于无论是经典的经尿道前列腺电切术还是其他激光治疗手段要长一些。另外，由于前列腺组织被汽化，不能留取标本进行病理检查（图 39）。

红激光——又叫半导体激光。半导体激光能快速地被水和血红蛋白吸收，也就是同时具备了钬激光和绿激光的特性，所以半导体激光前列腺汽化术用于治疗前列腺增生既能缩短手术时间又能减少术中出血和术后住院以及留置导尿管的时间。但是仍无法留取组织标本进行病理检查。

铥激光——又称 2 微米激光，相比于其他激光的特点是其激光能量以连续波模式辐射发射，在组织和水中有良好的吸收特性，这就使得用铥激光进行前列腺汽化剜除时既能保证组织切面出血少，术后并发症减少，住院及留置导尿管的时间缩短，还能使切面光滑，加快术后恢复（图 40）。

在临床中，钬激光、绿激光、红激光用得较多。钬激光切割迅速，适合体积大的前列腺；绿激光出血少，适合小的前列腺；红激光兼具二者优点，用途越来越广。

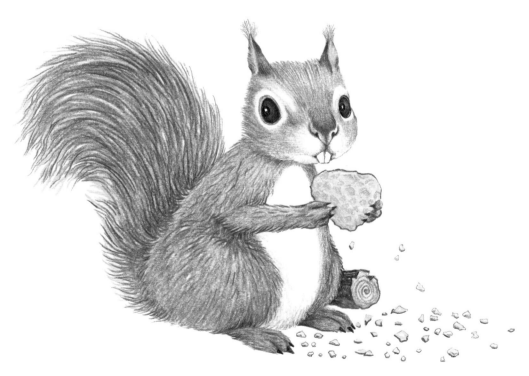

图 40. 铥激光的特点是连续不断的有辐射波发出，频率快，就像松鼠吃松果一样快速，每次虽然不多，但创面相对平整。

50

12

挣脱束缚，破茧成蝶——医学创新在路上

治疗前列腺增生新兴的激光手术与经典的电切手术一样，去除的是内部增生的前列腺腺体，并没有松解外部紧紧裹着前列腺的包膜，切除后剩余的前列腺仍被包膜紧紧地裹在里面。可不可以对前列腺进行扩张呢？其实，早在 20 世纪 80 年代，经尿道前列腺扩张治疗就已经在国内外开展。受限于当时的条件，远期治疗效果并不理想。

医学的点滴进步都是在原有基础上的创新。中国山东基层医生对前列腺扩张技术做了改进——改变了扩张导管数目、形状等，治疗效果有所改善。不过，手术合并症并没有减少，原因在于对治疗原理的研究不够深入，故无法进一步研发。当地医生带着问题来到高等院校和研究机构咨询合作。北京大学泌尿外科研究所认真考察了实际手术操作过程，决定共同组成合作团队进行进一步研发。从扩张导管的定型到扩张时间的反复试验，从动物实验到临床研究，终于创立了拥有自主知识产权的新术式——经尿道柱状水囊前列腺扩开术，打破了

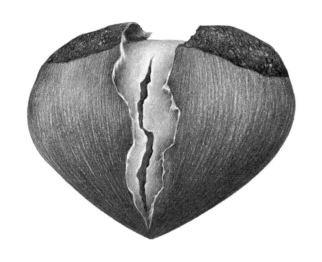

图 41. 经尿道柱状水囊前列腺扩开术，利用柱状水囊经尿道扩张，使前列腺包膜完全裂开。如同将紧紧包裹板栗的外壳破裂，内部的板栗才会得到彻底松解。

前列腺增生治疗限于前列腺包膜内进行的传统概念。

其特制的柱状水囊比前列腺内部的尿道要长。柱状水囊上部进入膀胱颈，下方越过尿道的外括约肌。柱状水囊放置到位后，即将水囊充起，最终压力需达到 3 个大气压。此时前列腺包膜即可从前部完全裂开，前列腺两侧叶腺体也从前方张开。此过程中产生的负压即可将前方的脂肪等组织吸入两侧叶间，阻止拔尿管后腺体回缩、侧叶闭合，达到尿道长期通畅的目的。此过程如同将紧紧包裹板栗的外壳破裂，内部的板栗才会得到彻底松解（图 41）。为防止过长时间压迫外括约肌，在包膜裂开 5 分钟内将水囊推入膀胱，避开外括约肌，即可防止术后发生尿失禁。

这些年的不断实践证明了经尿道柱状水囊前列腺扩开术效果非常好。手术仅需 10 分钟左右即可完成，术后患者恢复很快；远期效果好，尚未发现复发患者；前列腺体积大、体积小的患者均适合做此手术；最重要的是保留了前列腺器官，避免了传统手术高温能量对性神经的影响，性功能不受影响。此术式安全、有效、简单、经济。

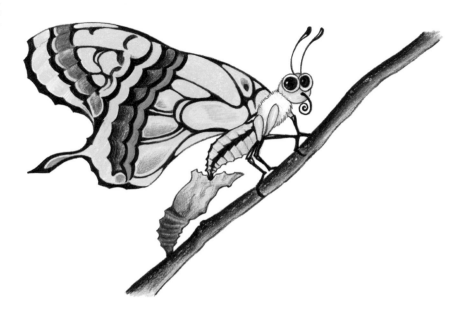

图 42. 要创新，就要像让前列腺挣脱包膜的束缚一样，打破思维定式，才能破茧而出，化蛹成蝶，创立和开展新的术式。

现代医学的精密诊断手段如 CT、MRI、PET-CT 等，先进治疗方法如腹腔镜手术、机器人手术等，都是在原有医学诊断和治疗手段的基础上不断创新改进而来。反之，原有的诊疗手段也会禁锢医学的创新发展思路。例如，前列腺增生的手术，无论是经典的电切手术，还是新兴的激光手术，都是局限在前列腺包膜内进行，前列腺包膜在术后仍然紧紧束缚着剩余的腺体。要创新，就要像让前列腺挣脱包膜的束缚一样，突破原有思维的束缚，打破思维定式，才能破茧而出，化蛹成蝶，创立和开展新的术式（图 42）。经尿道柱状水囊前列腺扩开术就是要让前列腺彻底挣脱前列腺包膜的束缚，为前列腺增生的治疗开辟新的思路！

13

难兄难弟——前列腺增生与"疝气"

人体有很多"奇怪"的现象：

器官没在该出现的地方出现，叫"隐"。比如"隐睾"，是指睾丸因为下降不全，没在阴囊中出现。

器官通过薄弱的组织或孔道突出来，称"疝"。比如腹股沟疝，是指腹腔内容物通过薄弱的腹壁突出来。

疝，就是老百姓俗称的疝气。患有疝气的老年男性患者去普通外科就诊时，有经验的普外医生在仔细检查后还会让患者去泌尿外科看看前列腺。这就让广大老年男性很困惑，自己明明得的是疝气，为什么医生要让我去泌尿外科看看前列腺的问题？要想回答这个问题，就不得不先了解下前列腺增生和疝气这对难兄难弟的关系。

先来简单介绍一下疝气，疝气就是任何脏器或者组织离开了正常的解剖位置，通过先天或者后天的组织薄弱点或孔道突入另一部位。临床上常见的疝气

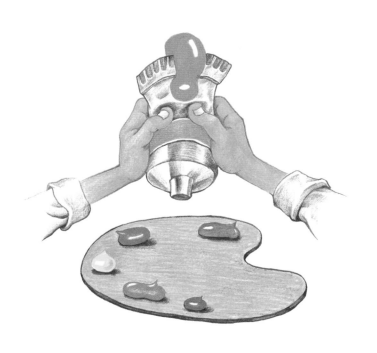

图 43. 前列腺增生排尿困难、腹腔压力增大，诱发疝气。就像颜料盒，开口被堵住，挤压时很容易从薄弱的地方漏出颜料。

有腹股沟直疝、腹股沟斜疝、股疝等。这些腹壁疝气是因为腹壁强度降低，在咳嗽、喷嚏、用力排便排尿等腹腔压力增高诱因作用下容易出现。这时腹腔内的游离器官如小肠、大网膜等就会通过腹壁的薄弱点突出体外（图 43）。尤其对于老年人来说更是如此，因为老年人腹壁的强度会随着年龄的增长逐渐降低，增大的腹腔压力很容易将肠道等腹腔内容物挤出腹壁肌肉强度相对薄弱的地方。一旦有了疝气应该及时就诊治疗，因为疝内容物会随着时间在持续腹腔压力的作用下不断增多，如果疝内容物不能及时还纳回腹腔就会出现肠缺血，形成嵌顿性疝等极度危险的状况。

对于老年男性来说，如果得了疝气，应该检查自己有没有前列腺增生。这是因为前列腺增生患者排尿困难，在排尿的时

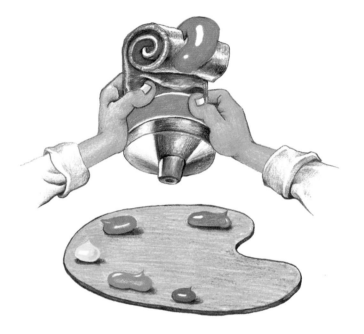

图 44. 如果老年人同时患有疝气和前列腺增生，如果不先治疗前列腺增生，疝气即使治好了也会复发。就像颜料盒破损的地方被修好了，如果开口仍被堵住，挤压时颜料还是会再次从薄弱的地方漏出来。

候需要用力，这是无疑会大大增加腹腔内压力，自然也就增加了疝气发生的风险。如果同时确诊前列腺增生和疝气，那么应该先治疗前列腺增生，否则就算治好了疝气，但是由于前列腺增生的问题还未解决，排尿困难还存在，腹腔压力仍然较高，疝气极有可能复发（图 44）。

　　总之，前列腺增生是疝气的诱因之一，若二者同时存在，应先去泌尿外科治疗前列腺增生，再去普通外科治疗疝气。

14

前列腺保健该吃什么？——前列腺的"营养品"

随着现代社会老龄化的趋势愈发显著，前列腺疾病已成为中老年男性最常见的疾病之一。因此，商家又开发出琳琅满目的有关前列腺保健的商品，令人眼花缭乱。特别是在欧美国家的超市中，前列腺保健品更是大行其道，成为当之无愧的"大明星"（图45）。要想好好呵护前列腺，对它好好地进行保健，该吃些什么呢？

一、番茄红素

早在19世纪60年代，就有人发现生活在地中海沿岸国家的人们很少患前列腺增生，而番茄是他们的主要食物之一。在美国哈佛医学院的一项针对47万名男性所做的研究中，研究人员发现吃烹饪过的西红柿产品能够降低患前列腺癌的风险，而在当中起到关键作用的成分，很可能是一种被称作番茄红素的物质。

番茄红素主要存在于西红柿、石榴、西瓜、秋橄榄、紫色葡萄柚中，是自

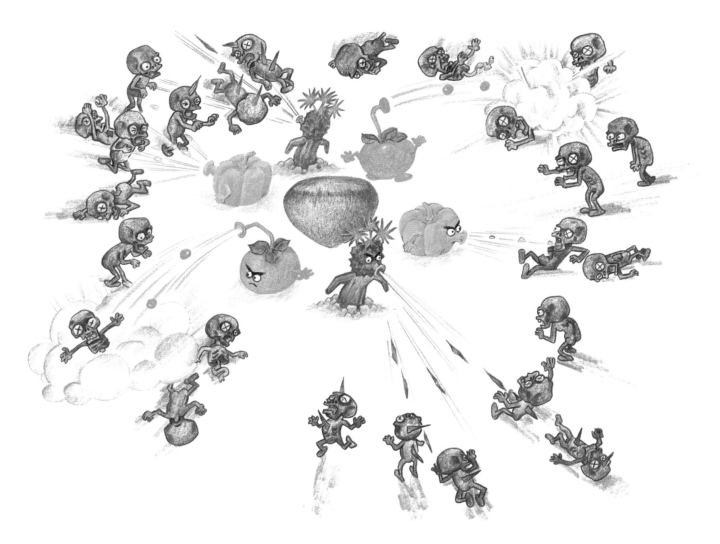

图 45. "植物大战僵尸"——番茄红素、锯棕榈 、南瓜籽等植物保健品保护前列腺免受损害。番茄红素通过清除自由基抗氧化、抑制肿瘤细胞增殖、诱导细胞间隙连接通讯、增强机体免疫功能等作用保护人体细胞不受损伤，锯棕榈通过抑制双氢睾酮预防前列腺增生，南瓜籽调节前列腺分泌、修复前列腺。

58

然界中目前发现的非常强的抗氧化剂之一。番茄红素在人体中除了存在于血液系统，还存在于前列腺、睾丸、肾上腺、肝中。通过清除自由基抗氧化、抑制肿瘤细胞增殖、诱导细胞间隙连接通讯、增强机体免疫功能等作用保护人体细胞不受损伤。人体自身不能合成番茄红素，只能从食物中获取。由于番茄红素是脂溶性物质，被加热时在脂类物质中溶解度增高，所以最好的补充番茄红素的方式是吃西红柿炒鸡蛋。

不过，有关番茄红素预防和治疗前列腺癌的作用还未在临床中得到确定，尚待进一步研究。

二、锯棕榈提取物

锯棕榈提取物，是前列腺保健品中的"后起之秀"。它在最早的时候只是被美国本土的印第安人用其浆果来治疗前列腺疾病和尿道感染。那时候的医学并不发达，他们的使用也顶多算做偏方、秘方（图46）。但是在后来，德国的医生首次在防治前列腺增生药物的医学研究中加入锯棕榈，意外地发现可以极大地提高

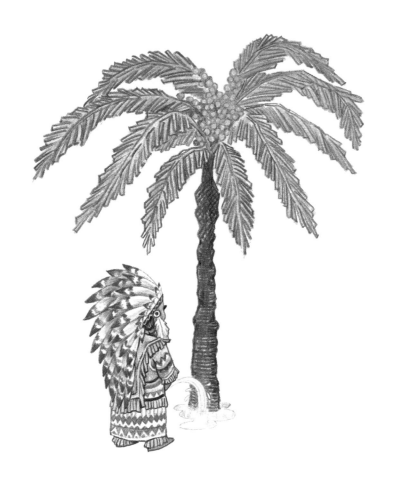

图 46. "神奇" 的锯棕榈。

疗效。随后，锯棕榈才开始被人们所注意，用于前列腺疾病的治疗。锯棕榈的提取物，可以帮助调节体内激素的变化，抑制刺激前列腺增生的双氢睾酮的分泌，减缓前列腺增生。

三、南瓜籽提取物

前列腺保健品中还可以经常看到南瓜籽提取物的成分。这是由于其富含脂肪酸和植物甾醇，对保护前列腺有积极的作用，能改善排尿症状和提高生活质量。最近，就有科学性较强的随机对照研究表明，服用一年南瓜籽提取物能显著降低国际前列腺症状评分（IPSS），即改善前列腺增生的症状。在全世界，南瓜籽提取物还经常用于肾、膀胱疾患的治疗。

前列腺保健品种类繁多，但主要作用还是体现在"保健"两字上，尚不能达到治疗的效果。如果有前列腺增生有关的症状，应该到医院找泌尿外科医生咨询，接受系统和正规的检查和治疗。

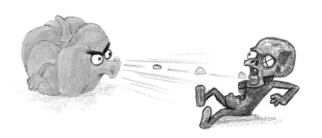

15

前列腺增生会变成癌吗?

尽管在过去的几十年里医疗技术水平飞速发展，前列腺癌的治疗效果越来越好，但大家依然谈癌色变。对于广大老年男性朋友来说，前列腺增生是非常常见的疾病，在 60 岁以上的老年人群中发病率接近 50%。大家一旦得知自己患了前列腺增生，最关心的问题就是前列腺增生会不会恶化变成癌。

答案很明确：不会！目前所有的国内外研究表明尚未发现确凿的证据证明前列腺增生与前列腺癌之间有直接联系，所以不用过分焦虑担心。

前列腺增生主要症状有排尿困难、尿频、尿急。虽然目前关于前列腺增生发生的确切病因不清楚，但是良性前列腺增生的发生必须同时具备两个条件：①年龄的增长，也就是说年龄越大，前列腺增生的发病率越高；②有功能的睾丸。由睾丸分泌的睾酮转化成的双氢睾酮是前列腺增生的必备条件。年少时做了阉割的太监的前列腺一辈子都不会增生，甚至还会萎缩。

前列腺癌是老年男性最为常见的一种恶性肿瘤之一。在美国，前列腺癌已成为危害男性健康的肿瘤第一"杀手"。在中国，前列腺癌的发病率也在逐年提高，在北京和上海，已经成为发病率第一位的泌尿男生殖系统肿瘤，并且有年轻化的趋向，它对健康的危害程度完全是前列腺增生所不可比拟的。遗憾的是，前列腺癌的发病机制至今仍不十分清楚，已明确的前列腺癌危险因素包括年龄、脂肪摄入、种族以及家族遗传等，并不包括前列腺增生。有很多前列腺癌患者并没有前列腺增生，也有很多前列腺增生的老人一直未罹患前列腺癌。

前列腺增生与前列腺癌有哪些本质区别呢?

第一，好发部位不一样（图 47）。

前列腺增生的好发部位主要在移行带，在前列腺内相对"靠里"的位置。增生越靠近尿道，对尿道压迫越明显，症状也就越明显。最常见的诸如夜尿增多、尿频、尿急、排尿困难等。如果老年男性出现了以上症状就得警惕是否患了前列腺增生。前列腺增生是一种良性疾病，通过积极的药物或手术治疗完全可以获得很好的效果。

前列腺癌的好发部位主要位于外周带，位于前列腺相对周边的位置。一般不会引起排尿困难、尿频、尿急等症状，除非肿瘤非常严重，整个前列腺被肿瘤占据，才会出现排尿困难等症状。

第二，疾病结局不一样。

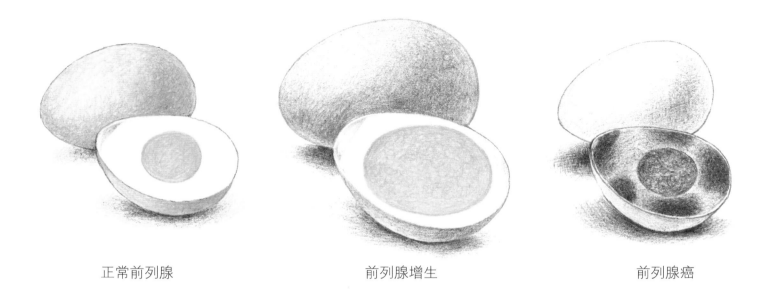

正常前列腺　　　　　　　　　　前列腺增生　　　　　　　　　　前列腺癌

图 **47**. 前列腺增生和前列腺癌的好发部位不同。蛋黄代表前列腺移行带，位于中间；蛋清代表前列腺外周带，位于周边。前列腺增生好发在移行带，"蛋黄"增大，挤压"蛋清"；前列腺癌好发在外周带，"蛋清"不增大，而是发生癌变。

　　前列腺增生是腺上皮和间质的增生，不会恶变，不会转移。最严重的后果是排不出尿（尿潴留），需要接受导尿甚至手术。前列腺癌是腺上皮的恶性肿瘤，前列腺细胞生长失去抑制，停不下来，抢夺正常细胞的营养，最后全身各处发生转移，耗竭生命。

　　正是因为两者发病主要人群都是老年人，所以这两种截然不同的疾病会给老百姓造成不必要的联想和恐慌。

在临床上，无论是否伴有前列腺增生，医生都强烈建议 50 岁以上的男性至少每年进行一次前列腺特异性抗原（PSA）检查和直肠指诊。如果直肠指诊能触及前列腺硬结或者 PSA 升高（>4 ng/ml），那么就需要进一步的检查予以确定是否有前列腺癌，包括前列腺的超声检查、磁共振成像检查甚至前列腺穿刺活检等。

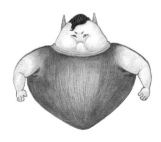

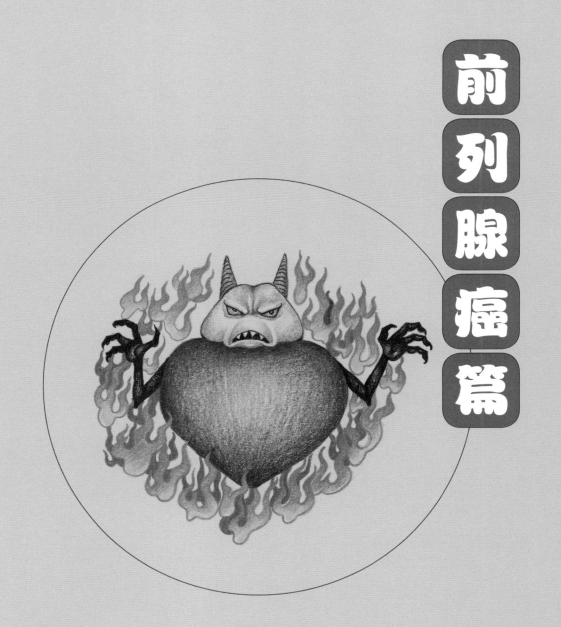

前列腺癌篇

16

肿瘤真的来了吗？——前列腺特异性抗原与肿瘤

前列腺癌在美国等西方发达国家发病率非常高，占男性新发肿瘤的 **20%**，排在肿瘤致死原因的第二位。我国近年来前列腺癌发病率猛增，在北京、上海等城市，前列腺癌已是发病率最高的泌尿男生殖系统肿瘤。

俗话说得好，防患于未然。尽早发现前列腺癌，不失为一种好的策略。前列腺癌有什么症状呢？血尿？排尿困难？尿潴留？是，但如果仅依靠这些症状来发现前列腺癌，诊断不了几例早期肿瘤，会失去宝贵的根治机会。

有没有一种肿瘤标志物提示前列腺癌来了呢？有，而且方法很简单！

古时有"滴血验亲"，现在有"滴血验癌"。很多体检套餐里只需一滴血，就可以知道有无肿瘤，并能判断肿瘤类型，靠的就是血里面一些叫做"肿瘤标志物"的蛋白质。正常人血液中肿瘤标志物含量很低，肿瘤刚刚开始发生，超声、CT 还检测不到时，血液里的肿瘤标志物就会有所升高，早早提示人们"肿瘤来了"。

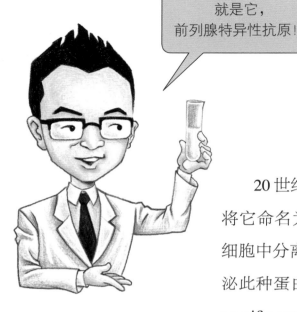

就是它，
前列腺特异性抗原！

图 48. 前列腺特异性抗原最早是科学家从男性精浆和前列腺上皮细胞中提取出来，所以起名叫"前列腺特异性抗原"。

20世纪70年代，科学家 Hara 等从人类精浆中发现一种蛋白质，将它命名为 γ 精浆蛋白。1979年，科学家 Wang 等从前列腺上皮细胞中分离和提纯出与此完全相同的物质，并证明只有前列腺才分泌此种蛋白质，因此叫它"前列腺特异性抗原"，英文为 prostate-specific antigen，简称 PSA（图48）。

科学家命名前列腺特异性抗原的本意，是说只有前列腺才能分泌前列腺特异性抗原。不过，科学家后来在女性乳腺、乳汁、羊水、尿道旁腺中也检出前列腺特异性抗原，其他一些组织和器官中也陆续发现了前列腺特异性抗原的踪迹。但这个名字已经叫了这么多年了，而且在其他地方的生理意义不如在前列腺中的意义重大，所以就没再改名啦。

前列腺特异性抗原就有类似"提示"肿瘤的作用（图49）。

前列腺的腺上皮细胞是 PSA 的生产车间，PSA 生产出来后就近储存在旁边的腺腔和导管中。所以，前列腺里面的 PSA 浓度相当高。前列腺内部及周围有丰富的血管网，有些血管细微到通过显微镜才能看见。这些血管紧挨着前列腺组织，但前列腺组织中的 PSA 轻易不会进入血管中。这

图 49. 前列腺特异抗原就像大坝里蓄的水，没事时并不外泄或只有极少量正常"渗水"。当患者有前列腺炎、前列腺癌，或者接受直肠指诊、膀胱镜检查、前列腺穿刺活检时，大坝的坚固性就受到了严重破坏，储存的前列腺特异性抗原就会外泄到周围的血管中，这是异常的"漏水"，通过抽血就能查出前列腺特异性抗原升高。

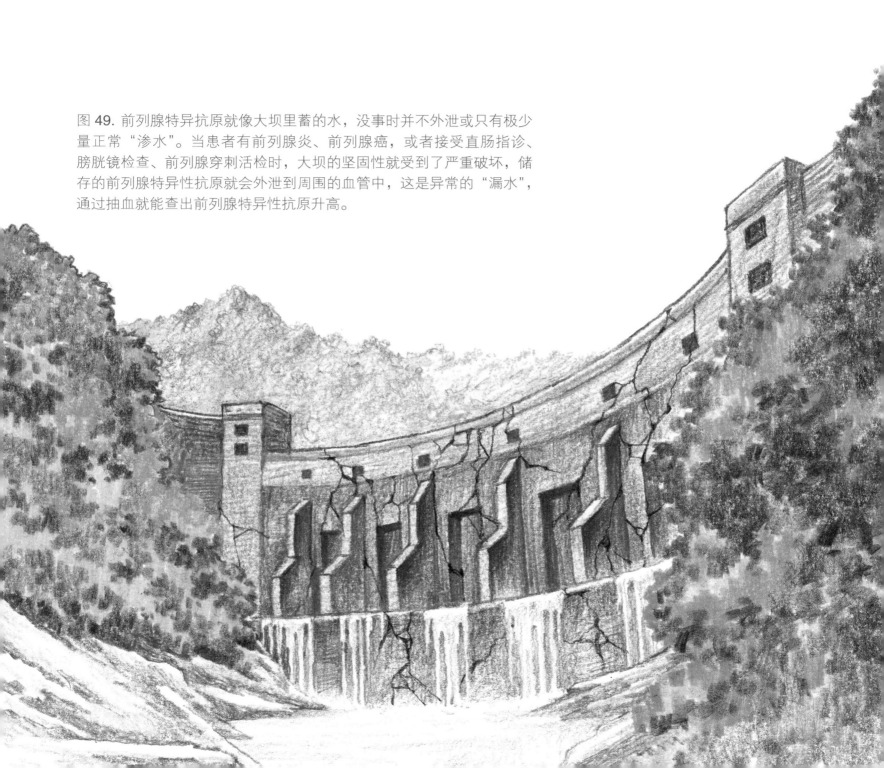

是因为在前列腺组织与血管之间有一道屏障，类似"大坝"将水围住的作用，将浓度极高的 PSA 与血液系统隔离。大多数 PSA 蛋白质无法翻过这道"大坝"进入血液，只有极微量的 PSA 能够透过"大坝"到血管中。因此，血液中 PSA 的正常浓度只是前列腺中 PSA 浓度的百万分之一。临床上常说的 PSA 数值，指的是通过抽血化验出的血液中 PSA 浓度，不是指前列腺中的 PSA 浓度。血液中 PSA 的正常值为小于 4 ng/ml。

PSA 是如何提示前列腺癌的呢？

前列腺出现癌细胞时，少量癌细胞就可以破坏屏障，会有较多的 PSA 从"大坝"的破损处漏入血管中，血液中 PSA 就会出现明显升高。再做进一步检查，很可能就会发现肿瘤细胞。需要注意的是，正常的前列腺细胞、增生的前列腺细胞、癌变的前列腺细胞均能分泌 PSA。所以，当没有肿瘤时，PSA 也有可能升高。比如：前列腺发生炎症时，也会破坏屏障，也会有更多的 PSA 渗入血管中；有些操作，例如直肠指诊、膀胱镜检查，也会轻微破坏屏障，引起血液中 PSA 的不同程度升高。当然，前列腺癌对屏障产生的破坏是毁灭性的，大量的 PSA 漏入血液系统，血液中

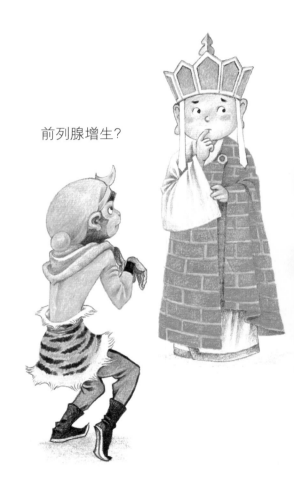

前列腺增生？

PSA 大幅升高。这就是通过抽血查 PSA 就能对前列腺癌进行早期发现的原理。

发现 PSA 升高，并不等于肿瘤，需要仔细排查才能确诊。最终要靠前列腺穿刺活检才能诊断前列腺癌（图 50）。前列腺癌引起的 PSA 升高不会恢复正常，而前列腺炎、前列腺直肠指诊、膀胱镜检查、前列腺穿刺活检对 PSA 的影响只是暂时的，PSA 经过一段时间后会恢复正常。

如何通过 PSA 高低判断前列腺癌的可能呢?

如果 PSA 小于 4 ng/ml，属于正常范围，患前列腺癌的机会非常小，为 15%。

PSA 大于 10 ng/ml，患前列腺癌的可能性为 50%。

PSA 如果处于 4~10 ng/ml，患癌的可能性为 25%。此时还要了解 F/T 值大小。F/T 值是指 PSA 的一种成分——游离 PSA 占总 PSA 的比例。如果 F/T < 0.16，则前列腺癌的可能较大；若 F/T ≥ 0.16，则前列腺癌的可能较小。

现在的很多体检项目中都包括了 PSA 的检查。重视 PSA 的检查，是及时发现前列腺癌的关键。

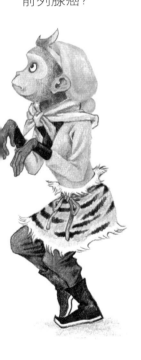

前列腺癌?

图 50. 前列腺特异性抗原（PSA）升高到底是不是由前列腺癌引起是医学版的《真假美猴王》故事：前列腺特异性抗原不是前列腺"癌"特异性抗原。正常的前列腺细胞、增生的前列腺细胞、癌变的前列腺细胞都能分泌 PSA。有时连经验丰富的医生也分辨不清到底是前列腺炎、前列腺增生还是前列腺癌。最终需要前列腺穿刺活检显微镜病理检查才能够区分前列腺的良恶性病变。

17

谁容易得前列腺癌？——前列腺癌的高危因素

前文说了前列腺癌是前列腺的"恶性变"，有着诸多的危害。那么，哪些人容易罹患前列腺癌，如何预防前列腺癌呢？科学家做了深入研究。

一、脂肪摄入量多

前列腺癌全球发病率北美洲、欧洲、澳洲最高，亚洲发病率最低。但是，从中国、日本移居美国的第一代移民中，前列腺癌发病率明显增加。经过科学的流行病学调查，科学家发现前列腺癌的发生与高脂肪食物的摄入有很大的关系。洋快餐中的高脂肪就是来源之一。中国前列腺癌发病率近些年升高很快，尤其是在北京、上海等发达地区，这与饮食中越来越多的脂肪摄入有很大的关系。

现在肥胖成为了一个非常影响健康的问题。是否肥胖可以通过观察体形大致判断，实际上有一套客观评价的指标，称为"体质指数"，英文叫 Body Mass Index，简称 BMI。计算方法为：用体重（公斤）除以身高（米）的平方（图51）。18.5~23.9 是正常值，低于 18.5 是体重过低，大于 23.9 是超重。

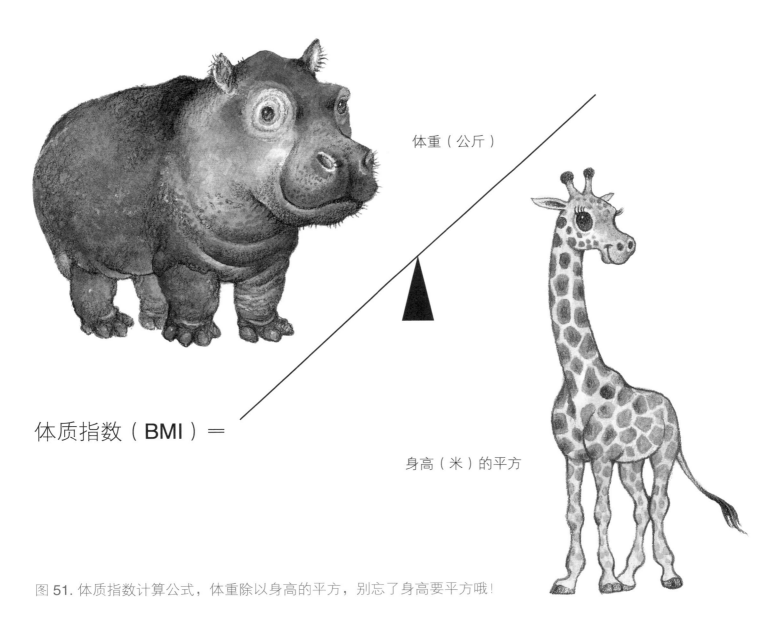

体质指数（BMI）＝ 体重（公斤）／身高（米）的平方

图 51. 体质指数计算公式，体重除以身高的平方，别忘了身高要平方哦！

二、晒太阳少

科学家曾经报道，在挪威，冬春季诊断的前列腺癌比夏秋季诊断的前列腺癌预后要差。诊断时间相隔半年结局会有这么大的差别吗？原来，挪威处于北欧高纬度地区，冬春季会出现极夜现象，上午十点天才亮，下午两三点天就黑了。因此人们户外活动时间极短，接受户外日光中紫外线照射少，体内维生素 D 很难转化成活性维生素 D，而活性维生素 D 能够减少前列腺癌的发生（图52）。所以，冬春季诊断的前列腺癌比夏秋季诊断的前列腺癌预后要差。

黑色人种由于皮肤中的黑色素挡住了紫外线的辐射，抑制了活性维生素 D 的生成，是前列腺癌发病率和死亡率最高的人群。日本人前列腺癌发病率低，可能与他们喜欢吃鱼的习惯有关，鱼类食物中维生素 D 的含量比较丰富。

三、遗传因素

前列腺癌与遗传因素相关。如果家族中有人患前列腺癌，那么患病人数越多、血缘关系越近、亲属发病年龄越早，前列腺癌的相对危险度越高。只有家庭中三名或三名以上成员患病、连续三代均有前列腺癌或两名前列腺癌成员的确诊年龄小于 55 岁，才是遗传型前列腺癌。在中国，遗传型前列腺癌的比例较低。

总之，前列腺癌的发生是一个非常复杂的过程。遗传的因素、行为的因素、环境的因素，都会产生作用。少吃油腻食物，多晒太阳，养成良好的生活习惯，会减少肿瘤的发生。

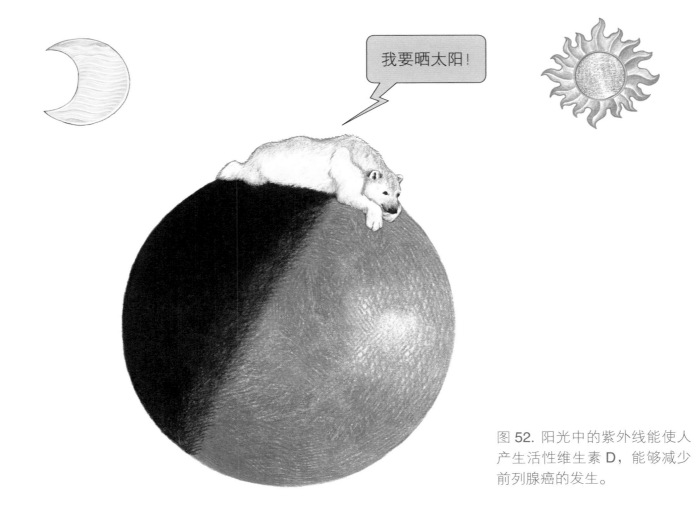

图 52. 阳光中的紫外线能使人产生活性维生素 D，能够减少前列腺癌的发生。

18

前列腺穿刺里的统计学
——几种不同类型的前列腺穿刺

前文中已说过，前列腺特异性抗原（PSA）升高预示可能有前列腺癌，这说的是概率，不等于一定有前列腺癌。PSA 的正常值是 4 ng/ml。PSA 越高，前列腺癌的可能性越大。当 PSA 为 4~10 ng/ml 时，前列腺癌的可能是 25%；PSA 大于 10 ng/ml 时，前列腺癌的概率大幅上升到 50%；当 PSA 正常时，肿瘤的概率仍有 15%。最终有没有癌，需要靠前列腺穿刺确诊。

前列腺穿刺，又称为前列腺活检，就是用一根很细的穿刺针，将前列腺组织取出来。取出来的前列腺组织长约 2 厘米，直径约 0.6 毫米。

前列腺穿刺分为经直肠穿刺、经会阴穿刺。经直肠穿刺即穿刺针从肛门进针，穿过直肠到达前列腺获取组织；经会阴穿刺即从阴囊后方会阴部的皮肤进针，到达前列腺获取组织。

前列腺穿刺还分为系统穿刺、靶向穿刺。若在穿刺时将前列腺分成 5 个区域，每个区域取出 2~3 针，总共取出 12~13 针的组织，这种方法称为"系统穿刺"或者"随机活检"，没有明确的目标或者靶点；如果在影像图片上能看见病灶，对准病灶进行穿刺称为"靶向穿刺"，具有明确的目标和靶点。

有些患者，第一次穿刺结果没发现前列腺癌，几个月后接受第二次穿刺又确诊为前列腺癌。这说明第一次穿刺漏诊了前列腺癌。为什么会出现漏诊呢？这就要提到一个统计学上的名词——抽样调查。比如，要了解全国所有高中生的课外阅读量，不可能一一进行调查，只能选取有代表性的学校、有代表性的学生进行调查，这就是抽样调查。抽样调查结果准确性和选取的调查对象的数量和质量密切相关。要想得到高中生课外阅读量的准确数据，可以从以下方面着手：

1. 扩大样本量：理论上，抽样调查的数量越多，结果越准，应多找些学生了解情况。但扩大样本量随之调查成本也上升。

2. 提高抽样调查对象的代表性：抽样的对象越有代表性，结果就越接近真实值。所以，对各级各类学校的学生都要进行调查。

同样道理，要想提高前列腺穿刺的准确性，也得从以上方面着手：

1. 扩大样本量：前列腺系统穿刺一般为 12~13 针，相对于几十毫升的前列腺体积，其实只是取出了很少一部分前列腺组织（可能不到百分之一），不可能真正代表整体前列腺的情况。不过，不能无限度提高穿刺针数，穿刺针数过多并发症就会增加。

2. 提高分区代表性：系统穿刺对前列腺分了区，各个区域都穿刺到了，实际上这种分区是人为的，前列腺的病灶不一定按照这种分区分布。病灶若是正好在某个分区正中心，很可能被穿刺检查出来；病灶若是在两个分区交界的地方，穿刺针很有可能穿刺不到病灶（图53）。

所以，前列腺的系统穿刺有自身的局限性。

要想进一步提高穿刺准确性，靶向穿刺是一个好的方法。磁共振成像检查能发现病灶，病灶即靶子，但是实际穿刺时不方便用磁共振成像指引，常用的超声又看不见病灶，没法进行靶向穿刺。科学家们开动脑筋，将磁共振成像、超声二者的图像融合起来，发明了磁共振

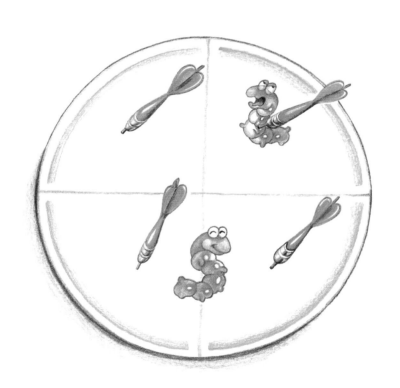

图53. 前列腺病灶若是正好在某个分区正中，穿刺针正好击中病灶，穿刺结果为阳性；病灶若是在两个分区交界的地方，则很有可能穿刺不到。

成像 - 超声融合靶向穿刺。其原理是将磁共振成像上的病灶位置信息定位到超声上，就像让超声长了眼睛，也能看见病灶。对准病灶的位置进行穿刺，比系统穿刺准确率大大提高。作者设计了一种新的磁共振成像 - 超声融合穿刺技术，通过计算病灶的立体位置进行靶向穿刺，具有相当高的精度，可以对小如绿豆的病灶进行精准穿刺，大大提高了前列腺穿刺的准确性，造福了大量患者（图54，图55）。

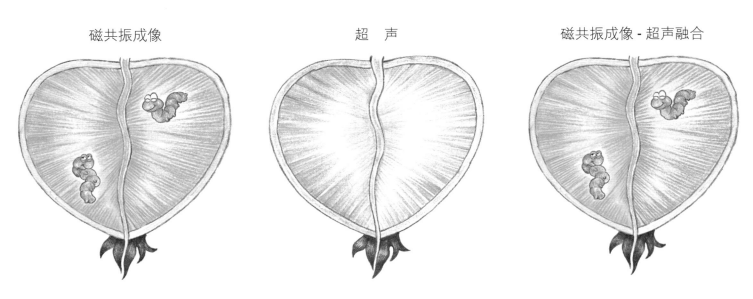

磁共振成像　　　　　　　超　声　　　　　　磁共振成像 - 超声融合

图 54. 磁共振成像 - 超声融合靶向穿刺的原理是将磁共振成像上的病灶位置信息定位到超声上，就像超声长了眼睛，所以可以做到精准穿刺。

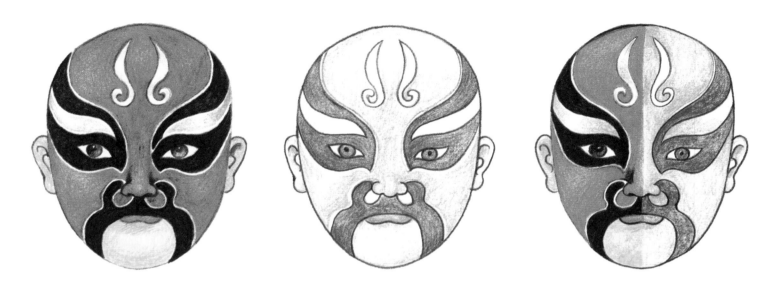

图 55. 川剧变脸：就是将各种不同的脸谱贴在一起，一张一张揭开，呈现不同的面貌。前列腺磁共振成像 - 超声融合就是要将不同的影像"脸谱"重新贴在一起，帮助医生识别病灶。

　　前列腺穿刺是确诊前列腺癌的必要手段，其中包含很深的学问。理解了"抽样调查"的统计学原理，就能对"系统穿刺"有更进一步的认识。如何提高穿刺的准确率和代表性？"靶向穿刺"是一种很好的解决方法。磁共振成像 - 超声融合靶向穿刺是发展方向。好好研究和发掘前列腺穿刺里面的学问，能够大大提高前列腺穿刺的准确性，造福广大患者。

19

你在忧虑什么？——"前列腺穿刺答疑"

目前，要想确诊或排除前列腺癌，需要进行穿刺活检。使用最为广泛的是在超声引导下经直肠或者经会阴前列腺穿刺活检（图56）。听到"穿刺"这个词，大家的第一反应就是疼痛，一时很难接受这种有创检查。大家都在忧虑些什么呢？

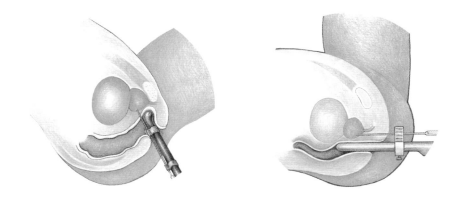

图 56. 前列腺穿刺分为经直肠和经会阴两个途径。

图 57. 前列腺穿刺的疼痛不重，
完全可以忍受。

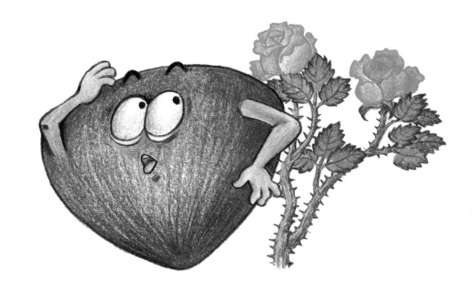

一、疼痛

前列腺穿刺是有创操作，术中、术后难免会出现疼痛的感觉。如果是经直肠穿刺，肠道对疼痛不敏感，完全在可以忍受范围之内。经会阴穿刺需要经过阴囊后方的皮肤，稍有疼痛。不过，局部麻醉或者全身麻醉镇静会大大缓解这种疼痛。而且这种疼痛并不会很持久，穿刺完毕就会缓解（图 57）。

二、血尿

血尿是前列腺穿刺最常见的并发症，发生率在 20% 以上，主要的原因是由于穿刺针刺破了尿道或膀胱所引起的。但是，一般在穿刺的次日便会消失。只有不到 1% 的患者需要进一步治疗。在穿刺术前必须停用抗凝药物如阿司匹林、氯吡格雷等，在穿刺术中尽量避开尿道和膀胱以减少穿刺时的损伤，就能够有效减少血尿的发生。若发生严重的血尿，需要及时就诊医院，寻求医生的帮助。

三、血便

经直肠穿刺因为穿刺针通过了直肠黏膜，可引起血便的发生。不过，这种情况较为少见，常在穿刺术后很快就消失了。

四、感染

感染中毒性休克是穿刺最严重的并发症。穿刺结束后的当天，患者出现低热是属于正常的现象，一般体温不超过 38℃，次日的体温便会恢复正常，因此无需太过惊慌。若是出现了泌尿系统感染，口服或静脉给予抗菌药物即可治愈。但是，有极少数患者会发生严重的感染并发症，甚至导致感染中毒性休克，这时候就需要及时输注抗生素治疗。经会阴穿刺的感染率要远低于经直肠穿刺，相对更安全。

五、排尿不畅

接受穿刺的多是老年人，很多都有排尿不畅。前列腺穿刺后，或多或少会有一定程度的前列腺水肿，因此在穿刺后很有可能出现排尿不畅加重，甚至出现无法排尿的现象。一般通过口服药物就能够缓解症状。对于无法排尿的患者，需在尿道中留置一根导尿管，2~3 天后水肿减轻即可拔除。

六、迷走神经反射

在穿刺过程中，患者过度紧张和不适可能会导致严重的血管迷走反射，主要表现为呕吐、心跳变慢和血压下降，即所谓的"虚脱"现象。发生率在5%以下。终止操作，保持患者仰卧位或头低位并静脉输液，通常能够缓解症状。

七、漏诊

由于前列腺穿刺是取腺体里十余条前列腺组织，并不能够完全代表整个前列腺，因此难免会有漏诊的可能。但是，随着目前穿刺和影像技术的发展，磁共振成像-超声融合靶向穿刺提高了穿刺精准度，大大降低了漏诊的可能。

八、穿刺活检并不会导致癌细胞扩散

目前，根据全世界文献研究的统计学结果，没有发现因穿刺活检而引起癌细胞扩散。

所以，前列腺穿刺活检是一个很安全、很成熟的手术操作，大可不必有过多的担心。

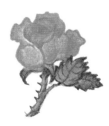

20

三招识"悍匪"——前列腺癌病理分级

诊断肿瘤的时候，医生都要给患者讲解肿瘤的"好、坏"。通俗地说，良性肿瘤是"好的"，恶性肿瘤是"坏的"。不过，恶性肿瘤当中也分"好、坏"，有些恶性程度不高，有些恶性程度中等，也有恶性程度特别高的，分别简称为"好、中、差"。在医学上，用"好、中、差"这种模糊的字眼描述是不够的，需要对恶性肿瘤进行病理分级，也就是评分，分数越低越好，分数越高越差。

前列腺癌也一样，也有病理分级。目前世界上推行好几种关于前列腺癌的病理分级系统，如 Gleason 分级、Mostofi 分级和 MD Anderson 分级等。不同的分级系统是由不同的医生或者医疗机构创立的。其中应用最为广泛和有效的是 Gleason 分级系统。

Gleason 分级系统，最早是由一名叫 Donald Gleason 的医生提出，所以以他的名字命名。在 1960-1975 年，他与美国退伍军人泌尿外科研究合作组合作，研究了数千例前列腺癌患者的资料后，共同制订了 Gleason 分级系统。根据显微镜下前列腺癌的不同特征，确定 Gleason 分级。

如何识别前列腺癌这个"悍匪"呢？ Gleason 医生通过以下三招就做到了。

一、"贴标签"

法律上对犯罪嫌疑人量刑有详细的规定。经济犯罪量刑有财物损失的标准，刑事犯罪量刑有人身伤害的标准。同样，评价前列腺癌的恶性程度也有病理学的标准。Gleason 医生按照前列腺癌细胞的分化程度分成"好、中、差"：前列腺癌都是坏细胞，所谓的"好"是指"坏蛋"里"小打小闹的"，所谓的"差"是"坏蛋"中的"坏蛋"。按照"好、中、差"的顺序，分别给予 1~5 分，1 分恶性程度最低，5 分恶性程度最高（图 58）。这就是给"坏蛋"穿上了囚服、贴上了标签，一看就知道这"坏蛋"究竟有多坏。

图 58. 前列腺癌的 Gleason 分级系统：
按照恶性程度从低到高分成 1~5 分。

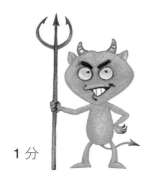

1 分

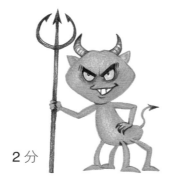

2 分

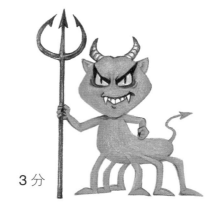

3 分

二、"找团伙"

"坏蛋"一般不独来独往，它们比较喜欢"团伙作案"——例如盗窃团伙、寻衅滋事团伙等，真是"臭味相投"。前列腺癌组织中有很多癌细胞，恶性程度相同的癌细胞往往聚集在一起形成"团伙"。哲学告诉我们要抓住事物的主要矛盾，俗语也说得很好——"擒贼先擒王"，所以，Gleason 医生睁大他的"法眼"，在显微镜下将细胞放大好几百倍，准确找到主要的"犯罪团伙"。一个"犯罪团伙"不一定能代表整个前列腺癌组织的情况，所以 Gleason 医生找出主要"犯罪团伙"后，乘胜追击，再找出第二大"犯罪团伙"。按照上述方法给这两个最大的"犯罪团伙"贴上标签，例如给第一大"犯罪团伙"贴上 5 分标签，给第二大"犯罪团伙"贴上 4 分标签。这就完成了"找团伙"的任务。

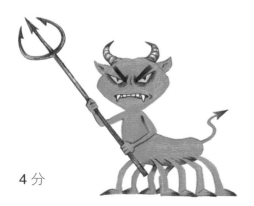

4分

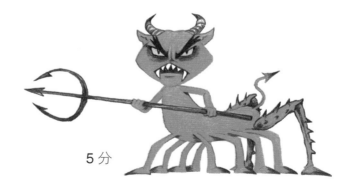

5分

三、"终审裁决"

Gleason 医生将第一大、第二大"犯罪团伙"的标签相加，比如 5 + 4 分，得到最终的 Gleason 总分 9 分，一般写作 Gleason 5 + 4 = 9。这两个最大"犯罪团伙"，基本上代表了整个"犯罪集团"，最终的 Gleason 总分能够比较完整地表现前列腺癌的特征，是权威的"终审裁决"。Gleason 评分系统方便、准确，受到病理科、泌尿外科医生的欢迎，应用最为广泛。

按照上面的方法，Gleason 评分系统的总分在 2~10，分化最好的肿瘤，其评分为 1 + 1 = 2 分，分化最差的评分为 5 + 5 = 10 分。不过，由于 1 级和 2 级的前列腺癌较为少见，在病理报告中较为

Gleason 3 + 4 = 7

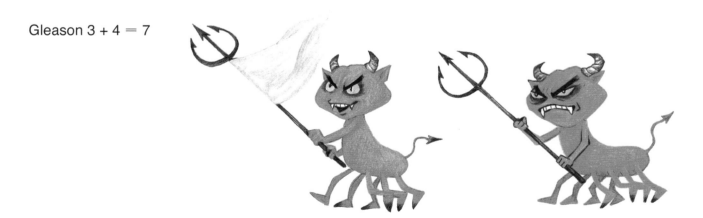

常见的是 3 级或以上，总分为 6 分或以上的前列腺癌。另外，Gleason 分级为 4 的肿瘤，患者的结局要比 Gleason 分级为 3 的要差。所以，Gleason 评分同样为 7 分的肿瘤，4 + 3 分的肿瘤要较 3 + 4 分的预后差（图 59）。

Gleason 评分系统通过简单三步就对前列腺癌进行了量化评分。不过，这种量化评分是通过病理科医生的主观经验判断得出，不同医生给出的评分会有所差异。现代人工智能的发展，能够用人工智能"深度学习"的优势进行评分，快速、高效，重复性好，是今后的发展方向。

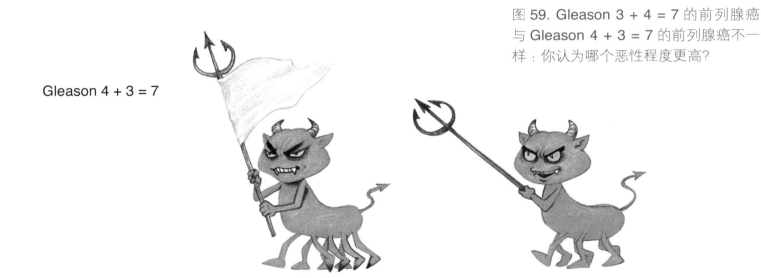

Gleason 4 + 3 = 7

图 59. Gleason 3 + 4 = 7 的前列腺癌与 Gleason 4 + 3 = 7 的前列腺癌不一样：你认为哪个恶性程度更高？

21

有形之刀与无形之刀——前列腺癌的根治手段

有一则笑话：话说有人中箭，找到大夫疗伤，大夫将皮肤之外的箭身剪掉，对患者说："我是外科大夫，外面的已经处理完了，里面的找内科大夫吧！"其实，内、外科的区别是以治疗手段为划分，以药物治疗为主，即是内科；以手术治疗为主，就是外科。不过，现在内外科的区别越来越不明显。内科医生也做导管手术、胸腔穿刺等，外科医生也用靶向药物等。

大家常用"一把刀"形容外科医生技术好。确实，外科手术刀是外科医生治疗疾病的主要武器。狭义的外科手术刀就是指手术刀片，广义的外科手术刀还包括腹腔镜超声刀、单极剪刀、双极电凝刀等。

肿瘤的治疗原则之一是用外科手段将肿瘤切除干净。前列腺癌也不例外，根治性切除术是前列腺癌的根本治疗手段之一。切除肿瘤就要用到"刀"。真正的前列腺根治性切除手术过程中充满"刀光剑影"，胜似一场精彩的比武：

第一回合——拨云见日：外科高手开始手术之前，必不贸然出刀，先找一块磨刀石"开刃"。就地取材，拿手术刀清除前列腺表面的油脂再合适不过了（图60）。清除完毕，"拨云见日"，前列腺前方清晰地显现出来。接着高手就由两侧挥师而下，用锋利的刀刃切开前列腺两侧的门户——盆筋膜，显露前列腺的侧身，随后刀身在狭小的盆底左右摆合，腾挪出些许空间。再转向前，将前列腺的两个犄角——耻骨前列腺韧带双双切断，第一回合结束。

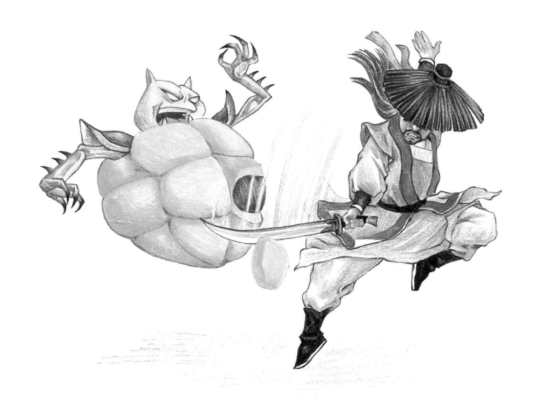

图 60. 前列腺根治性切除术开始前，要清除前列腺前方的脂肪，显露好前列腺。

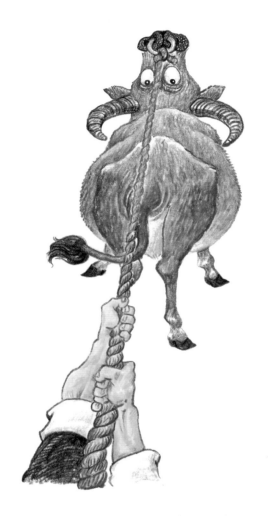

图 61 缝合前列腺前方的大血管——背深静脉复合体，犹如一把牵住了牛鼻子，再犟的牛也挣脱不了。

第二回合——一招锁喉：高手屏息静气，穿针引线，弯针轻扬，从前列腺尖部右侧飘身而进，左侧探头出针，一个漂亮的"8字"缝合就将前列腺前方的主要血管——"背深静脉复合体"牢牢锁住，再也不怕出血。犹如一把拽住了牛鼻子，再犟的牛也挣脱不了（图61）。

第三回合——出手无招：高手执刀轻划膀胱颈与前列腺基底部的"边界"。膀胱颈是己方土地，要完整保留；前列腺基底部是敌人的"行营"，必须彻底端掉。此时有刀似无刀，无招胜有招，切除界限全在一念间。完成分离时，膀胱颈露出"樱桃小嘴"，定格为最美画面，有待后续之吻合（图62）。

第四回合——翻江倒海：用刀刃之锐、刀身之钝，钝锐结合，"翻江倒海"，从前列腺后方翻出输精管、精囊，令其悉数露出"庐山真面目"。然后对准后方狄氏筋膜一剑刺去，再用"内力"将前列腺后方撬起。前列腺两侧血管，留给"鳄鱼嘴"样之塑料夹子，夹一口，剪一段，最后只剩前列腺尖部"命悬一线"（图63）。

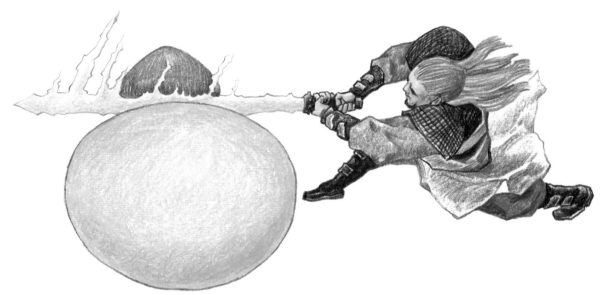

图 62. 精准切开前
列腺基底部与膀胱
颈的交界。

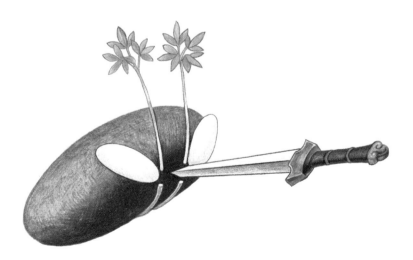

图 63. 钝锐结合分离出输精管和精囊，用刀
锐性切开狄氏筋膜，分开前列腺后方。

第五回合——暗香疏影：断尖部尿道。前列腺尖部尿道虽小，全靠精细刀功切断，正切、侧切、逆着切，刀刃若有若无地削切过来，刀刀显功力，处处有诀窍。最后前列腺被完全切除，外科高手将游离的前列腺"轻拥怀中"（图64）。

决战回合——玉女穿针：吻合尿道和膀胱颈。高手飞针走线，远近回环，外进内出，内进外出，将这"樱桃小嘴"之膀胱颈与尿道余部严密锁定（图65）。下尿管入膀胱，完美收工！

这六个回合，是前列腺根治性切除术的武功要领。前列腺根治性切除术是泌尿外科中难度较大的手术，不光要切除前列腺，还要重建尿路。不过，按照此"剑招"要领，"神在剑先"，定能将肿瘤恶魔彻底根治、尿路完美重建。

不光手术刀这把有形之刀能将前列腺癌根治，还有两把无形之刀也很神奇，分别称为"外放疗"和"内放疗"。

外放疗、内放疗都是利用放射线的电离辐射作用杀死肿瘤细胞和正常细胞。"无形之刀"具体就是电离辐射，看不见、摸不着，但能深入体内将肿瘤消于无形。内、外放疗不同之处在于，外放疗的机器在外，通过约25次精准辐射杀灭肿瘤；内放疗将辐射源做成像铅笔芯一样的粒子，直接置入前列腺内，让它持续发挥杀灭肿瘤的作用。

内、外放疗对非常早期前列腺癌的治疗效果跟外科手术一致，也能达到根治效果。用好这三把有形之刀和无形之刀，定能将前列腺癌彻底根治，造福广大前列腺癌患者。

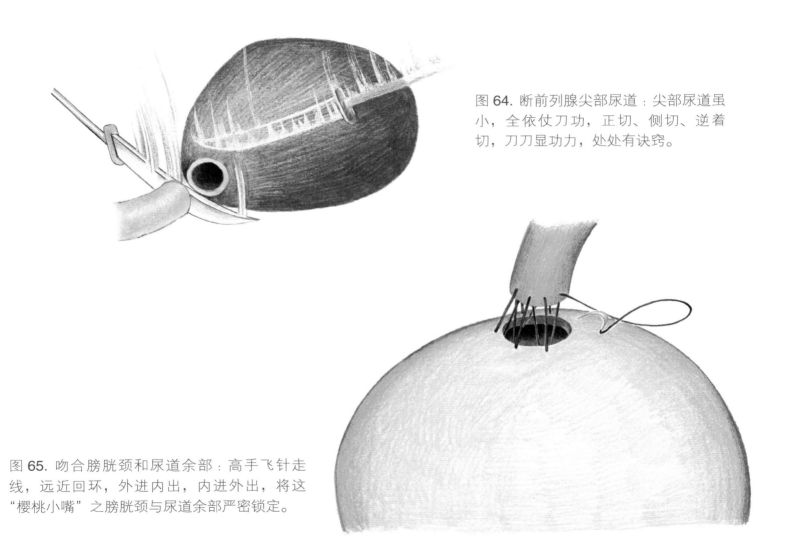

图 64. 断前列腺尖部尿道：尖部尿道虽小，全依仗刀功，正切、侧切、逆着切，刀刀显功力，处处有诀窍。

图 65. 吻合膀胱颈和尿道余部：高手飞针走线，远近回环，外进内出，内进外出，将这"樱桃小嘴"之膀胱颈与尿道余部严密锁定。

22

前列腺全部切掉行吗？——前列腺癌根治术并发症

　　有位企业高管得了前列腺癌，医生已经通知他手术。到了住院的时候，却迟迟不见他的踪影。医生打电话一问，才知道他还在纠结做不做这个手术。因为他的印象中一直都是"要呵护男性的前列腺""男性要爱护自己的前列腺"等类似宣传，知道前列腺是男性的特有器官，生怕失去前列腺后就不是男人了。

　　其实有这种想法的人不少，极个别人还担心做了前列腺手术变成"太监"。太监从小被割除了睾丸和部分阴茎，体内缺少雄激素，所以声音、皮肤都像女性。前列腺是男性特有器官不假，不过前列腺主要功能是负责控尿、参与排精、腺体分泌等，与男性的性征没有关系，所以切了前列腺仍然保留着男性的特征。

　　前列腺癌根治术是早期局限性前列腺癌首选的治疗方法，现在已经被广泛应用于临床实践中。与所有的手术一样，术后确实会有一些并发症，最常见的是尿失禁和勃起功能障碍。

一、尿失禁

少部分前列腺癌患者根治术后会尿裤子，医学上称为"尿失禁"。这是因为：

正常的男性控制排尿主要有三个结构：膀胱颈、前列腺和尿道括约肌。这三个部分的协调，让尿道在平时关闭得严严实实、不会漏尿，在该开放的时候大门洞开、迅速排尿。前列腺癌根治术后，中间的前列腺被切除了，只剩下了膀胱颈和尿道括约肌直接连接在一起。新的结构控制排尿的能力有可能变弱，可能会出现尿失禁。

大部分患者在术后出现的尿失禁仅仅是暂时性的，一般在 3~6 个月内可以恢复正常。只有不到 3% 的患者术后会发生永久性尿失禁。年龄越大，控尿能力越差，术后尿失禁的发生率越高。肿瘤侵犯范围越广，发生尿失禁的风险越大。术后积极的盆底锻炼、收缩肛门（收缩时最好停留 3~5 秒），对控尿能力会有较大帮助。

二、勃起功能障碍

常规的前列腺癌根治术后患者容易发生勃起功能障碍。倒不是前列腺与男性性功能有关，而是主管男性勃起功能的神经紧贴前列腺两侧走行，手术中不可避免地会一并切除，术后可能出现勃起功能障碍（图 66）。若局部进展期前列腺癌侵犯了前列腺周围的性神经，那么术后性功能的恢复自然就更差一些。

不过，60 岁以下的早期患者术后仍有 60%~70% 能够保持性功能。有一种保留性神经的前列腺癌根治术，外科医生借助腹腔镜的放大作用进行神经保护，取得了较好的效果。

　　总之，前列腺癌根治术虽有一些风险，但它是控制局限性前列腺癌最好的方法之一。对于早期局限性的前列腺癌，还是应以完全切除肿瘤为佳，首选手术治疗。

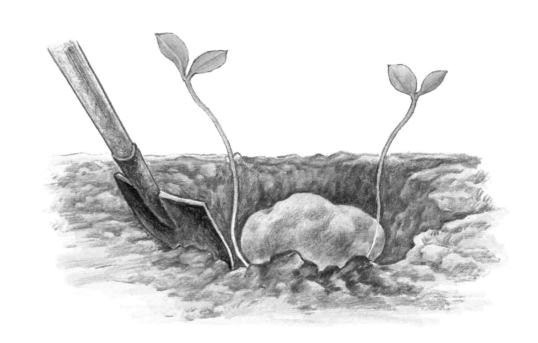

图 66. 控制勃起的神经紧贴前列腺两侧，非常纤细，肉眼不能分辨。

23

谁动了前列腺的"面包"？——前列腺癌的内分泌治疗

所有在前列腺癌治疗之路上行走的医生都要经过一座里程碑。这座里程碑上面刻着"查尔斯·布兰顿·哈金斯"（Charles Brenton Huggins，1901-1997）。经过了这座里程碑，就进入到了前列腺癌内分泌治疗的世界。

让我们先将镜头切换到 1941 年，北平——当时的中国正处在战火纷飞的八年抗战期间，一名医学生正进入外科临床科室实习；一万公里外的芝加哥——当时的美国正处在大战前夕，一名外科医生和他的同事为文章的发表欣喜若狂。这两个人是谁？他们之间有什么关系呢？中国的这名医学生叫做吴阶平，美国的这名医生就是哈金斯。哈金斯教授在 1941 年的这篇文章中说，在晚期前列腺癌患者中，降低人体的雄激素水平可以产生显著和积极的疗效反应。1966 年，哈金斯教授因其关于前列腺癌激素治疗的发现获得诺贝尔奖。1947 年，已经成为外科医生的吴阶平赴美师从哈金斯，1948 年回到北京大学医学院附属医院（现北京大学第一医院），后来成为了中国泌尿外科的奠基人之一。

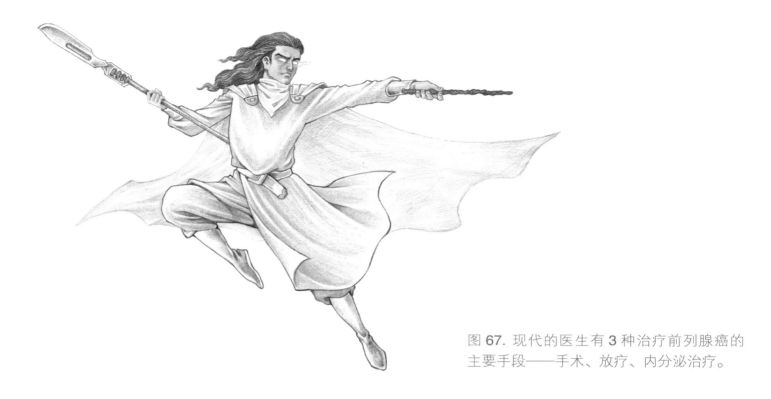

图 67. 现代的医生有 3 种治疗前列腺癌的主要手段——手术、放疗、内分泌治疗。

　　镜头转回现在，只要是泌尿外科尤其是前列腺癌的学术会议，医生们张口谈"内分泌治疗"，闭口讲"激素治疗"，这两个词有什么关系呢？其实，这两个名词表达的意思相同。在 20 世纪上半叶，治疗肿瘤只有两种主要方式——手术和放疗，哈金斯教授的有关内分泌治疗的发现如同给了泌尿外科医生一把威力无穷的魔杖（图 67），使肿瘤治疗多了一件有力的武器，从局部治疗跨越到了全身治疗的新阶段。哈金斯教授在 20 世纪 30 年代用实验模型发现雄激素能促进前列腺的生长，雄激素（主要是双氢睾酮）正是前列腺赖以生存的"面包"。拿走了雄激素，就是拿走了前列腺的"面包"，前列腺细胞就会死亡。他随后在临床人体研究上证实了这一点。哈金斯教授这篇划时代的文章为前列腺癌的全身治疗指明了方向。

那么，前列腺癌的内分泌治疗究竟指什么？因为雄激素是前列腺赖以生存的"面包"，所以任何减少雄激素或者干扰雄激素作用从而治疗前列腺癌的方法均可称之为内分泌治疗（激素治疗）。内分泌治疗分为去势、抗雄、新型内分泌药物。

一、去势

去势指去除男性的雄激素。去势方法有多种，其中最古老、最简单、最直接的就是切除产生雄激素的主要器官——睾丸，即双侧睾丸切除术，又称手术去势。吴阶平、顾方六调查了 26 名清朝太监老人，这些老人在年少入皇宫时就被切除了睾丸，体内雄激素水平一辈子维持在极低水平。研究发现这 26 人中有 21 人的前列腺已经完全不能触摸到或明显缩小。说明切除睾丸后降低雄激素水平能抑制前列腺的生长（图 68）。

随着医学的发展，科学家试图用药物来降低雄激素水平。科学家发明了一种药物，叫做黄体生成素释放激素类似物。这种药物进入人体后，破坏了"下丘脑 - 垂体 - 睾丸轴"，最终能使睾丸停产雄激素，于是人体内的雄激素逐渐下降到极低水平。雄激素是前列腺的营养来源，"面包"没了，前列腺只能坐以待毙、活活饿死，不过医学上称为"凋亡"，不叫"死亡"，意思差不多。因此，药物治疗最终的结局和切除睾丸是一样的，能使血液中雄激素降到极低的水平，前列腺癌由此受到抑制，所以将用药物降低雄激素的方法称为药物去势。

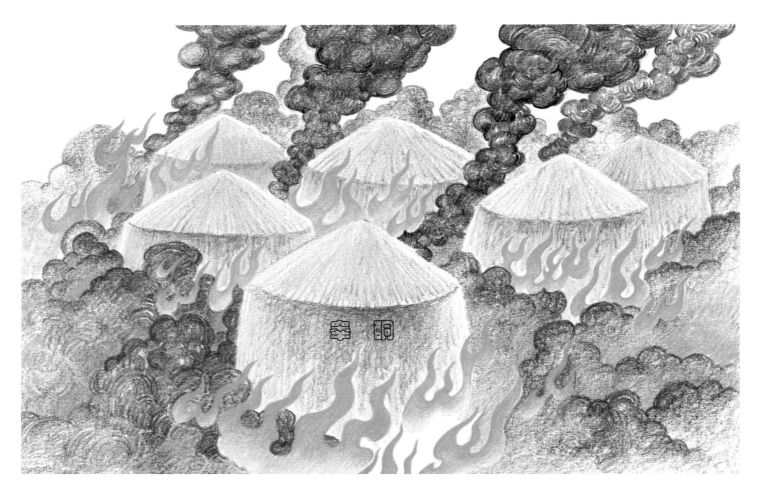

图 68. "去势"治疗是通过药物或者手术的方法，使睾丸产生不了睾酮（雄激素的主要成分）。

二、抗雄

睾酮是人体内的主要雄激素成分，其在前列腺内 5α 还原酶的作用下变成活性成分双氢睾酮，要想发挥作用，还有最后一关——必须与前列腺细胞上的雄激素受体结合才能进入前列腺细胞，发挥生物学效应。人通过嘴进食，雄激素受体就是前列腺细胞的"嘴"，前列腺细胞必须用这个"嘴"才能摄取雄激素"面包"。前面说到的无论是手术去势还是药物去势，都是减少雄激素的产量。有一种药物，能够封闭前列腺细胞的雄激素受体，相当于捂住了前列腺细胞的"嘴"，使得前列腺细胞无法摄取雄激素营养，雄激素无法发挥作用，由此治疗前列腺癌（图 69）。这是内分泌治疗的另一种方法，叫做"抗雄"，即对抗雄激素作用之意。

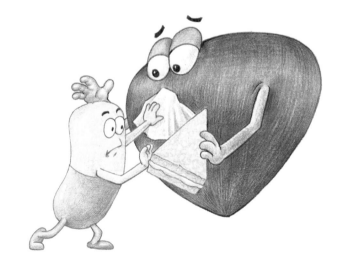

图 69. 抗雄药物能够封闭雄激素受体，相当于捂住了前列腺细胞的"嘴"，使其不能摄取雄激素。

三、新型内分泌治疗药物

前面讲过，睾丸是生产雄激素的"主要"器官，但不是"惟一"器官。95%的雄激素由睾丸产生，另外5%的雄激素由肾上腺产生。无论手术去势还是药物去势，都只是抑制"睾丸"产生雄激素，对肾上腺没有抑制作用。近几年的新药阿比特龙能将睾丸、肾上腺等的雄激素合成生产线一股脑儿破坏殆尽。因此，体内的雄激素能被抑制到几乎测不到的水平，前列腺癌能得到进一步控制。

俗话说得好，断了敌军的粮草就控制了敌军的命脉。"去势"治疗是拿走了前列腺的"面包"，"抗雄"治疗是不让前列腺吃"面包"，新型内分泌治疗药物更是将"面包"工厂破坏殆尽，这些方法都会使前列腺发生凋亡，起到治疗前列腺癌的作用。这就是前列腺癌内分泌治疗的基本原理。

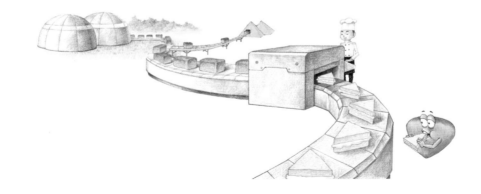

24

发现前列腺癌经典著作里的秘密
——如何理解雄激素与前列腺癌的关系？

《圣经》是基督教的经典，是世界上印数最多的书籍。美国国会图书馆有500多年前活字印刷古版《古腾堡圣经》，一睹其真容是一件非常荣幸的事情。

专注泌尿肿瘤的泌尿外科医生都知道哈金斯教授，他是前列腺癌内分泌治疗的鼻祖。他在1941年发表了一篇关于前列腺癌内分泌治疗的文章，阐述了前列腺癌受体内雄激素的影响，包括正反两方面：在晚期前列腺癌患者中，降低人体的雄激素水平可以产生显著和积极的疗效反应，而升高雄激素可以激活前列腺癌。因此在1966年获得诺贝尔奖。现在，前列腺癌的内分泌治疗方法，包括最新的阿比特龙、恩杂鲁胺等药物，全是基于哈金斯教授的这篇经典文章，这篇文章可以说是前列腺癌内分泌治疗的"《圣经》"。

几乎所有的泌尿外科医生都知道这篇著名的文章。学术讲座中，哈金斯教授和他的这篇文章屡屡被提及。大家都一致认同切断了前列腺的雄激素"面包"可以治疗前列腺癌。但是，患者接受雄激素治疗真会像哈金斯教授说的那样能激活前列腺癌吗？有人对此提出质疑。哈金斯教授在文章中到底怎么说的呢？因为太过久远，从网上文献数据库中无法查找到这篇文章的全文，甚至连文章出处都语焉不详。估计现在世界上看过原文的医生寥寥无几。

我是一名泌尿肿瘤外科医生，对科学的数据有着执念，几乎每个新的知识都要究其原始出处，从而判断知识的准确性。于是，这件事在我心底暂存了下来。

机会终于来了！2017年美国泌尿外科年会在波士顿召开。波士顿可是著名的哈佛医学院所在地，在图书馆里或许能有所斩获！W教授是我的好朋友，在波士顿期间邀我一起参观《新英格兰医学杂志》编辑部。《新英格兰医学杂志》编辑部恰好就在哈佛医学院图书馆

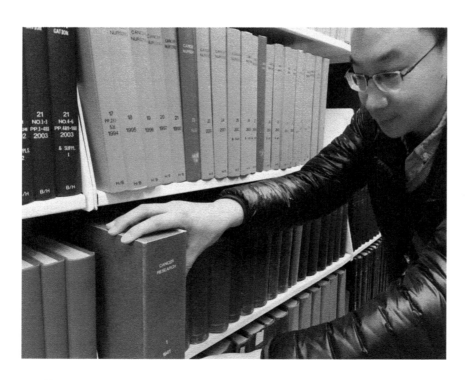

图 70. 从书山中翻找出一直盼望见到的那本前列腺癌内分泌治疗"《圣经》"——《癌症研究》1941 年第 1 卷，心情是何等喜悦！

顶层。我们都是爱书之人，参观完毕后又下到图书馆地下书库逡巡一番。临走时，我突然想起哈金斯教授的文章，我向 W 教授提议找找这篇如《圣经》般经典的文章。果然是志同道合的朋友，W 教授热烈响应，于是我们一起开始寻找。

不过，我只知道这篇文章发表在 1941 年，文章题目、发表杂志、卷期页一概不知，Google 上查询一下竟然也一无所获。还是 W 教授灵机一动，翻出去年在欧洲泌尿外科年会上的照片，一位美国教授提过在哈佛大学医学院图书馆地下书库的《癌症研究》杂志中找到过这篇文章。

哈佛医学图书馆的地下书库就是一片书的海洋，书架紧紧挨在一起，需要靠电机驱动才能移动书架。没有更具体的出处，我们只好汇集零散的线索，试着寻找 1941 年的《癌症研究》。按照编号找杂志还算顺利，《癌症研究》每年的合订本是褐色的，1946，1945，1944，1943，1942，没有啦！我们的心凉了半截。再定睛一看，旁边有一个灰色的纸盒上赫然写着《癌症研究》1941，原来是年代久远，图书馆用灰色的纸盒将 1941 年的《癌症研究》装了起来。打开一看，果然是 1941 年的《癌症研究》，还是创刊号呢（图 70）！

W 教授抱着杂志一路小跑到书桌，一页一页仔细寻找起来，终于在第 4 期第 293 页找到了原文。因为时间有限，来不及细看，我们压住内心的喜悦，屏住呼吸，拿出手机拍摄。后来，W 教授发现了一台扫描仪，呈"V"形，扫描时不会损坏书脊。图书馆在给读者提供查阅便利的同时，非常注重图书的保护工作。我们将文章扫描，最后通过电子邮件发送到各自的邮箱（图 71）！

从哈佛医学院图书馆出来，天色已晚。我们分头回了住处。

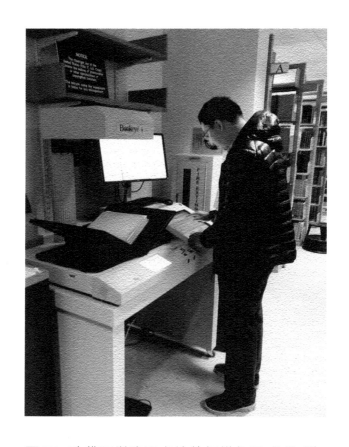

图 71. 哈佛医学院图书馆的扫描仪呈"V"形，将杂志向上放置即可扫描，既能完整扫描，又避免损伤书脊，最后还可以发送到电子邮箱。图书馆在给读者提供查阅便利的同时，非常注重图书的保护工作。

等我将邮箱里的扫描件打印出来，将《癌症研究》中的这篇传世经典的文章捧在手心，仔细阅读之，果然发现了一个不为人知的"秘密"。

哈金斯教授除了阐述在晚期前列腺癌患者中，降低人体的雄激素水平可以产生显著和积极的疗效反应外，还说到注射雄激素会激活前列腺癌。这一反一正的结论看似很有道理，很多医生也都认为过高的雄激素会诱发前列腺癌。但是细看原文，"注射雄激素会激活前列腺癌"竟然只有一例病例作为例证，哈金斯教授就得出这个结论，按照现在的标准来看实在是依据不足。而且，现在有些研究就发现补充雄激素不仅不会导致前列腺癌，甚至可以治疗前列腺癌，对哈金斯教授的结论提出了挑战。

究竟谁是谁非，目前还没有最终的结论。寻找大师的文章，了解历史的真相，结合大师当时的时代条件和认识水平进行分析，或许对当前的研究有所帮助。

25

人工智能 "医生"
——未来的前列腺癌自动诊断和治疗

2017年，阿尔法狗（AlfaGo）与人类棋手对弈，连胜人类围棋高手60回合。一时间，"人工智能时代来临""人类在制造自己的对手""人类要被机器灭了"等论调甚嚣尘上，简直"乌云压城城欲摧"。

其实在2015年，阿尔法狗就赢过人类围棋精英。当时，大家只是把他当做会运算的复杂智能机器，储存的棋谱多了，自然就比人脑算得快、算得准，偶尔赢一下棋也不值得大惊小怪。大家都没把人工智能机器赢棋当回大事。这次，情况发生了根本变化：阿尔法狗使的有些招数，人类根本就没有教过他，是阿尔法狗自己"琢磨"出来的，也就是说，阿尔法狗具有了举一反三的深度学习和分析能力。这是一个划时代的事件。骤然间，人工智能的时代就这么来临了。甚至有人惊呼人工智能是"狼来了"（图72）！

人工智能是不是"狼"，咱们姑且不论。在医学上，人工智能确实处在突

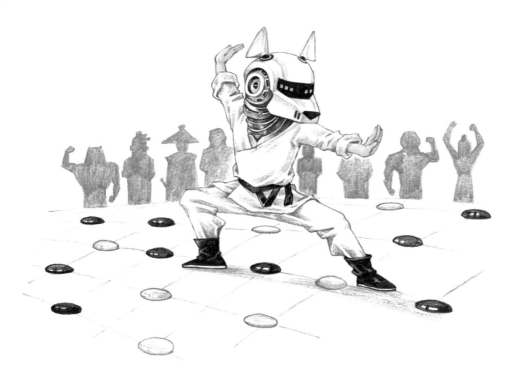

图 72. 阿尔法狗大战围棋高手，连胜 60 回合。阿尔法狗是一个计算机程序，具有人工智能，能"吃"棋谱，深度学习。

破的临界点。大家都有过皮肤瘙痒的经历，找到皮肤科医生一看，就能知道是简单的皮炎、过敏、湿疹，还是其他复杂皮肤疾病。医生的诊断来源于长期的学习和临床经验的积累。从上医学院开始，到晋升为主治医师，一般都需要 10 来年的培养时间。但人工智能就完全不一样了。科学家可以将大量皮肤病的照片输入阿尔法狗"医生"，就跟"喂"棋谱一样，告诉他如何下棋或者看病。人工智能还会深度学习。深度学习的结果就是，阿尔法狗"医生"除了会辨别见过的常见皮肤病外，还会对表现不典型、模棱两可的皮肤病变进行判断，告诉真正的医生可能的诊断。与人类医生比起来，阿尔法狗"医生"学习起来简直过目不忘，绝对是超级"学霸"，能从浩如烟海的图片和文献中总结规律，根本不需要漫长的培养时间。什么常见病、罕见病、疑难杂症、世界难题，在他的超级"大脑"里，都不是问题。

根据预测，未来人工智能最先获得突破的医学学科极有可能是皮肤科学、影像科学和病理学。当怀疑前列腺癌时，磁共振成像检查必不可少。现在很多大医院使用的都是多参数磁共振成像。实质就是磁共振机器在扫描前列腺时，使用了多种技术手段，从不同侧面观察前列腺，最后医生根据多参数检查的结果对前列腺的病灶从 1~5 评分，1 分病灶为癌的可能性为 25%，5 分病灶为癌的可能性为 87%。当磁共振成像用到人工智能时，人工智能机器就会自动对前列腺磁共振成像原始扫描数据进行分析，自动评分，准确性大大高于人类医生评分，效率也大大提高，就如同给洗出来的照片自动加上日期（图 73）。

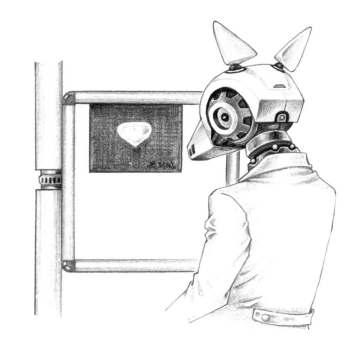

图 73. 人工智能可以对影像数据进行深度学习，准确对病灶进行评估。

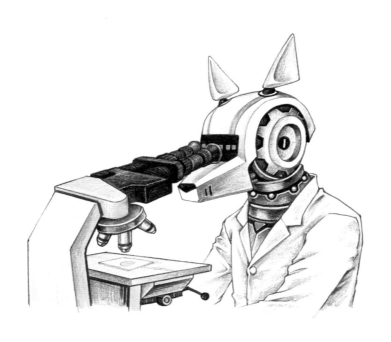

图 74. 人工智能可以对显微镜下的细胞进行深度学习，判断细胞的性质。

当患者接受了前列腺穿刺或者手术后，前列腺组织标本经过脱水、包埋、切片、染片等步骤后，放到显微镜下观察时，人工智能病理机器——阿尔法狗"医生"能自动对每个细胞进行分析，判断它是良性还是恶性，对前列腺癌进行 Gleason 评分，犹如老鹰在空中寻找猎物，一旦发现猎物就猛扑过去，那个稳、狠、准，是当之无愧的世界冠军（图 74）！

未来，人工智能若真是在影像学、病理学上获得突破，其准确性可以与影像科医生、病理科医生的诊断相媲美甚至超过他们。最令人惊讶的是，或许未来有一天，当前列腺癌患者需要手术时，人工智能微创机器人会通过肚脐切口钻入患者体内，按照前列腺边界进行精准切割，最后重建尿路，完成手术后又自动爬出人体。那个时候，患者可能只认阿尔法狗"医生"，外科医生的饭碗恐怕也是个问题咯（图 75）！

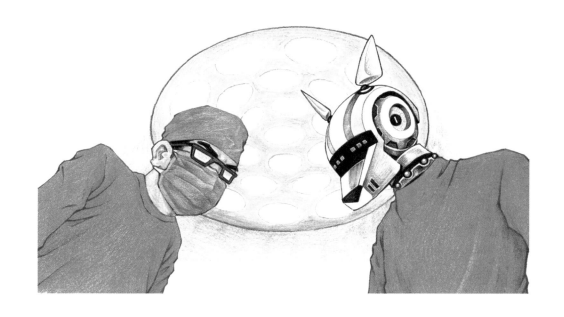

图 75. 未来有一天，患者在手术室醒来时，发现是阿尔法狗"医生"给做的手术。

话说回来，人工智能的发展方兴未艾，但是，在人类没有对这些程序进行大幅修改或更新的情况下，这些程序只能局限于他们所处的领域，并不能马上就开始处理医疗等其他任务，所以他们在医疗上真正发挥主导作用要走的路还很漫长。这中间，不仅有技术的问题，还存在伦理的问题。医学是关于人的生命的科学，最后做决定的始终是人类医生。

人类创造了人工智能机器，不能把他当作自己的奴隶肆意使用，更不能把他树为自己的敌人，只有把他当做自己的朋友，平等对之，善意待之，才能让人类社会和医学科学的发展跨出正确而坚实的一大步！

补记：

2017 年年底，阿尔法狗的升级版阿尔法狗·零横空出世，以 100 ∶ 0 的骄人战绩验证了"青出于蓝而胜于蓝"。更为关键的是，阿尔法狗·零不需要被"喂棋谱"，不需要人类的围棋经验，完全是自己按照围棋规则自学成才。有人认为，人工智能已经突破了一个"奇点"。"奇点"原指在宇宙起源研究中最初的起源，大爆炸一瞬间前的那一点称之为"奇点"。现在用来指人工智能全面追赶并且超越人类智能的时刻。现在这个时刻比预料中提前来临，深度学习算法实际上已经迫近或者突破了这个奇点。对于人类影响如何？是善还是恶？现在还不好下结论。不过，有一点可以肯定，人工智能对人类的影响将是巨大的、深远的。

正如本书开篇所说：我纵有七十二般变化，也是人体的一部分。所以，请善待我，发挥我"善"的武功，阻止我"恶"的变化，让我回归"摄护"的本真。所以，以"善"激发"善"，以"善"阻止"恶"，才是人间正道！

后 记

本套《北大专家画说泌尿疾病》医学科普丛书终于出版了！

回想去年冬天开始对这套科普丛书的创作进行构思时的光景，仿佛昨日！

创作之初，我设想的是一套文图结合、体现科学和艺术之美的医学科普丛书，主要创作特点包括"字由心生""借图表意"，以及"作者主导的图画创作模式"。现在可以说，基本达到目标。

首先，文图配合是一项大工程。插图，是插入文中的图画。我并不满足于仅仅给图画予以插图的定位。在文字创作的同时，我将每篇文章分解出 2~3 个科学道理，将每个科学道理用幻灯片的形式设计一幅草图，并用文字注明图画要表达的科学思想。然后交给画家。画家用铅笔画出草图之后，我们再当面沟通、修改、定稿，最后由画家上色。一幅图需要反复讨论、修改数次才能定稿。我在设计图画之初，刻意避免采用专业人体解剖图，一则解剖图对没有医学知识的人来说艰深难懂，二则缺少趣味性。而是将涉及解剖的图画艺术化，比如用"栗子"代替前列腺，用"腰子"形状的山代替肾，用"溪水"代替尿流等。经过艺术化处理的图画，再配以图注，读者看图识字，就能从一幅幅图画中读懂一个个科学道理。

这一幅幅彩色铅笔画本身就是绘画的艺术品。感谢画家王建政先生，能将我心中所想付诸图画。

其次，科普创作的过程更是思想历练的大工程。科普文章要讲究"四美"：科学之美、通俗之美、文学之美和思想之美。本套丛书的创作对我自身是一个很大的历练，如何将科学的知识、科学的精神以通俗的手段、文学的手法表现出来？我创作每篇文章，从题目到正文，从开头引入，到叙述展开，最后到结尾收场，均以"四美"作为标准。

"科学之美"——此乃第一要义，科学的准确性是所有创作的基石。我二十余年的临床工作经验是文章科学性的保障，有时还需查阅文献并核对数据，保证言之有据，传播正确的科学。

"通俗之美"——通俗，并不是简单地将医学名词翻译成大众词汇，而是思维模式、观察视角要完全从大众出发，想其所想，说其想知。周围众多朋友给了我大众的视角，提出了很多中肯的建议。

"文学之美"——好的科普不仅能将枯燥的科学知识通俗化，还能写成一篇篇科学美文，或拟人、或比喻、或排比、或类比、或幽默，让读者感受到文学之美。每分册的开篇文章，均以书名作为文章题目，以自传体的形式，采用拟人的手法，将全书的内容统领起来。后续的篇章，继续贯彻文学手法，将文学之美坚持到底！

"思想之美"——这是最高层次的要求。医学科普不仅要传播健康知识，还要传播健康思想。思想中有科学，思想中有美学，思想中有哲学。有了思想，文章才有灵魂。在《前列腺七十二变》首篇结尾写道"我纵有七十二般变化，也是人体的一部分。所以，请善待我，发挥我"善"的武功，阻止我"恶"的变化，让我回归"摄护"的本真。"这就是主题思想的升华：器官无好坏，需要善待之；人与人之间相处更是如此，只有用"善"才能激发更多的"善"。

以上是我对科普创作的小小体会。我很高兴能在不惑之前拥有自己的著作出版。

我出生于医学世家，感谢我的父亲和母亲，把我培养成新一代医者！

衷心感谢郭应禄院士的关怀和支持。郭老师高瞻远瞩、眼光敏锐，这不光是对我个人的支持，更是对科普创新工作的支持。希望我的这套丛书能真正承载得起郭老师的殷切希望，能对医学科普文学创作做一些有益的尝试。

衷心感谢北京大学医学出版社的王凤廷社长、白玲副总编辑、陈然编辑，他们率领的团队除了在医学专业上出版众多，在医学科普出版上也极富洞察力，愿意和我一起做科普创新工作。感谢我的两位学生纪光杰、黄聪，他们俩是我的得力助手！

衷心感谢北京市科学技术委员会科普专项资助基金的支持，科学普及工作功在当代，利在千秋。

谨以此套丛书献给我的患者，献给喜欢听我的健康讲座的百姓，献给喜欢看我的科普书籍的群众。你们是我进行科普创作的动力！

宋　刚

丁酉年岁末